Identidade e surdez

Dados Internacionais de Catalogação na Publicação (CIP)
(Câmara Brasileira do Livro, SP, Brasil)

Silva, Marília da Piedade Marinho
Identidade e surdez: o trabalho de uma professora surda com alunos ouvintes /
Marília da Piedade Marinho Silva. – São Paulo: Plexus Editora 2009.

Bibliografia.
ISBN 978-85-85689-87-2

1. Interação em educação 2. Fonoaudiologia 3. Prática de ensino 4. Surdez
I. Título.

09-06274   CDD-370.733

Índice para catálogo sistemático:

1. Surdez: Interação em educação: Prática de ensino: Educação   370.733

Compre em lugar de fotocopiar.
Cada real que você dá por um livro recompensa seus autores
e os convida a produzir mais sobre o tema;
incentiva seus editores a encomendar, traduzir e publicar
outras obras sobre o assunto;
e paga aos livreiros por estocar e levar até você livros
para a sua informação e o seu entretenimento.
Cada real que você dá pela fotocópia não autorizada de um livro
financia um crime
e ajuda a matar a produção intelectual em todo o mundo.

Identidade e surdez

O trabalho de uma professora surda com alunos ouvintes

Marília da Piedade Marinho Silva

IDENTIDADE E SURDEZ
o trabalho de uma professora surda com alunos ouvintes
Copyright © 2009 by Marília da Piedade Marinho Silva
Direitos desta edição reservados para Summus Editorial

Editora executiva: **Soraia Bini Cury**
Editoras assistentes: **Andressa Bezerra e Bibiana Leme**
Capa: **BuonoDisegno**
Projeto gráfico e diagramação: **Acqua Estúdio Gráfico**
Impressão: **Sumago Gráfica Editorial**

Plexus Editora
Departamento editorial:
Rua Itapicuru, 613 – 7º andar
05006-000 – São Paulo – SP
Fone: (11) 3872-3322
Fax: (11) 3872-7476
http://www.plexus.com.br
e-mail: plexus@plexus.com.br

Atendimento ao consumidor:
Summus Editorial
Fone: (11) 3865-9890

Vendas por atacado:
Fone: (11) 3873-8638
Fax: (11) 3873-7085
e-mail: vendas@summus.com.br

Impresso no Brasil

A Majela, companheiro constante neste caminho, mais do que tudo pelo apoio incondicional com que sempre pude contar.

A meus dois filhos muito queridos, Daniel e Carolina, pela paciência e pela compreensão das horas cedidas a este estudo.

A meus pais, irmãs, sobrinhos, presença familiar constante em minha vida.

Agradecimentos

Às professoras dra. Inês Signorini, Roseli A. C. Fontana e Kanavillil Rajagopalan, dra. Edwiges Maria Morato e dra. Maria Viviane do Amaral Veras. Aos colegas e amigos de mestrado e doutorado da Unicamp: Ana Silvia Moço, Milene, Clara Dornelles, Clécio Bunzem e Wagner. Aos professores da UFCG: Edmilson Rafael, Maria Auxiliadora Bezerra e Maria Augusta Reinaldo. Aos amigos e colegas da Escola Municipal de Ensino Especial Frei Leopoldo, de Belo Horizonte (MG). A Milva, Tatiane, Cidinha e Ana Lúcia Souza. Aos colegas de trabalho do UNI/BH e, em especial, à professora Maria da Conceição Passos. À Coordenação de Aperfeiçoamento de Pessoal de Nível Superior (Capes). A todos que contribuíram de diferentes maneiras para a finalização deste trabalho, a minha gratidão.

Agradecimentos especiais

A Deus, pelo fortalecimento espiritual e pela proteção. À professora A. D. R. e a seus familiares, sem os quais este trabalho não teria sido realizado. Às mães e aos alunos da Escola Municipal de Taquaraçu de Minas (MG), que participaram deste nosso estudo, o meu agradecimento.

Sumário

Prefácio.. 11

Apresentação.. 13

Introdução.. 15

1. Uma professora surda e seus alunos ouvintes 23

2. A organização da aula e a gestão da interação 57

3. As estratégias de ensino da professora no processo de ensino-aprendizagem 90

Comentários finais 137

Referências bibliográficas 141

Índice de referências

Normas adotadas para as transcrições do *corpus* de dados analisados nesta obra.

As convenções de transcrição são baseadas em Marcuschi (2003).

(+)   Indica pausa, aproximadamente 0,5; indica subida leve, subida semelhante a interrogação.

/   Indica pequena pausa.

((xxx)) Comentário.

::   Alongamento.

[Sobreposição de vozes.

[[Falas simultâneas.

Prefácio

O trabalho apresentado neste livro é uma contribuição relevante tanto para os estudos sobre linguagem e identidade quanto para os estudos sobre linguagem e surdez no campo da linguística aplicada de orientação transdisciplinar. É uma contribuição relevante para os estudos sobre linguagem e identidade porque focaliza práticas profissionais específicas como elementos constituintes dos processos identificatórios de uma professora surda que assume de forma performativa e convincente na escola e na comunidade, como enfatiza a autora, uma função geralmente atribuída a uma professora ouvinte. Tais práticas profissionais são de base sociointeracional e envolvem o uso da linguagem oral, escrita e multimodal, além da corporal e proxêmica, conforme apontado nas análises das interações em sala de aula apresentadas no terceiro capítulo.

É também uma contribuição relevante para os estudos sobre linguagem e surdez no campo da linguística aplicada porque se propõe desde o início focalizar um sujeito de pesquisa que não se enquadra perfeitamente em nenhum perfil já dado de antemão, acima de tudo pela tradição acadêmica: trata-se, na verdade, de alguém que enfrenta e dribla, ao longo de sua trajetória e em seu cotidiano profissional, todas as tentativas, institucionais sobretudo, de ser reduzido a um desses perfis. Constitui um trabalho de orientação transdisciplinar não apenas porque se constrói na interface de mais de uma disciplina dos estudos da linguagem, mas também e sobretudo pelo caráter não generalizante das hipóteses levantadas e dos resultados apresentados e discutidos, o que, acredito, levará o leitor, particularmente aquele comprometido com a questão da diversidade e da chamada inclusão das minorias, a continuar a busca de novos elementos para o debate e, assim, para a continuidade e o aprofundamento da reflexão apresentada nesta obra.

Inês Signorini
Professora titular do departamento de Linguística Aplicada
do Instituto de Estudos da Linguagem da Unicamp.
Mestre em Ensino de Letras Modernas
pela Université Paul-Valéry – Montpellier 3
e doutora em Letras Modernas pela mesma instituição.
Pós-doutora pela Université de Montréal
e pela University of Toronto.

Campinas, 29 de maio de 2009.

Apresentação

Este livro é resultado de tese de doutorado defendida em agosto de 2006 no Programa de Pós-Graduação do Instituto de Estudos da Linguagem (IEL) da Universidade Estadual de Campinas, na área de Linguística Aplicada e na linha de pesquisa Aquisição da Língua Materna e Formação de Professores. O objetivo deste trabalho é identificar e descrever como uma professora portadora de surdez profunda e falante de português (oral) se constrói como interlocutora de alunos ouvintes na pós-alfabetização.

Considerando a relevância da ação mediada para o ensino-aprendizagem em sala de aula, foi possível compreender uma postura de língua/linguagem verbal e não verbal como instrumentos sócio-históricos de interação – não só dialógicos, mas também ideológicos, visto que uma noção ampla de alteridade é fundamental.

Nesse contexto, foi construído um percurso transdisciplinar de investigação na área de Linguística Aplicada e foram apontados referenciais teóricos de diferentes disciplinas na tentativa de não reduzir nem fragmentar nosso objeto de investigação. No âmbito da pesquisa, analisamos os recursos de que a professora se valia para se construir como interlocutora dos alunos ouvintes em sala de aula e como realizava seu trabalho na organização e no planejamento da aula. Além disso, a fim de chegar a uma visão de como a sociedade pensa a maturação de traços sociais do sujeito surdo, dirigimos nossa discussão para os processos socioculturais.

Nesse processo, destacamos que as projeções permanentemente elaboradas e reelaboradas pelos participantes podem tornar mais evidentes os modos como são constituídos/construídos os objetos de ensino como objetos de discurso, e é geralmente em torno deles que o professor e os alunos desenvolvem, interacional e tematicamente, a aula.

Assim, constatamos que, à medida que dialogava com seus alunos, a professora lançava mão de recursos de referenciação e interação na tessitura das práticas pedagógicas, construindo uma identidade por meio do diálogo constante com os alunos e pelas formas verbal e não verbal produzidas no processo de ensino-aprendizagem.

Introdução

O interesse pela pesquisa na área de surdez tem crescido nos últimos tempos, principalmente entre linguistas, linguistas aplicados, educadores, psicólogos e fonoaudiólogos. Dessa forma, instala-se em nós a procura de um espaço de discussão que possibilite estudar, compreender e, quem sabe, até esboçar respostas para questões polêmicas e atípicas relacionadas a esse mundo. Quando se fala na participação de um professor surdo em sala de aula mista (com alunos surdos e ouvintes), pensa-se naturalmente que ele está ali para ajudar o professor ouvinte a se comunicar com os alunos surdos. No caso apresentado neste livro, temos uma situação incomum: uma professora surda que domina o português oral, interagindo com alunos ouvintes em uma sala de alfabetização. Nossos esforços se concentraram em observar, descrever e propor uma reflexão sobre o modo como essa professora surda se constrói como mediadora de aprendizagem em tal situação e sobre os efeitos dessa prática no ensino de leitura e escrita na turma.

Nosso primeiro contato com a professora A. D. R. deu-se no ano de 2000, quando ministrávamos a disciplina Supervisão Educacional no curso noturno de Pedagogia no Centro Universitário de Belo Horizonte (MG), no *campus* Diamantina. A. D. R. cursava o último período do curso e, nessa ocasião, tivemos a oportunidade de ouvir o relato sobre seu trabalho como alfabetizadora de alunos ouvintes.

O diagnóstico médico dessa professora registra perda total de audição aos 6 anos de idade, e não há nenhuma indicação da(s) causa(s) dessa perda. Destaca-se que A. D. R. teve como língua materna o português. Aprendeu a leitura labial, mas se recusou a aprender a Língua Brasileira de Sinais (Libras). "A minha língua materna é o português. Vejo que a Libras não fez falta na minha vida, pois vivi num mundo de ouvintes sem ter contato com outros surdos, a não ser meu irmão e meu primo, que também têm como língua materna o português." Atualmente, A. D. R. trabalha na Associação de Pais e Amigos de Excepcionais (Apae) de Santa Luzia e frequenta curso de Libras ministrado por um professor surdo que, embora tenha a "fala comprometida", é um "excelente professor". Considerada antes um obstáculo à sua trajetória profissional numa sociedade em que era obrigada a "ouvir para avançar", a Libras surge agora como uma necessidade da educadora engajada e, por que não dizer?, da "ouvinte" que pode vir a trabalhar com surdos. Em suas palavras: "Frequento o curso de Libras porque é essencial para entender e conviver com as pessoas que fazem uso dessa língua, e também porque é a segunda língua oficial do Brasil. Trabalhando com a educação inclusiva, é importante o conhecimento de Libras".

Cabe lembrar aqui que a preocupação com questões relativas à educação e ao ensino para surdos não é algo recente em nosso percurso profissional e acadêmico. Há quase duas décadas, realizamos, com professores da rede pública de ensino de

Minas Gerais, um trabalho de regência de classe, coordenação e orientação pedagógica. A elaboração de um estudo como forma de investigar problemas que não foram aprofundados em pesquisas anteriores nasceu das inquietações vivenciadas nessa experiência profissional e da necessidade de ampliar a reflexão sobre educação e ensino para surdos.

A percepção das dificuldades encontradas pelos professores em lidar com a escrita de surdos nos levou a propor uma abordagem da construção do sentido na escrita do sujeito surdo. Nesse trabalho, salientamos que sua escrita não segue as mesmas construções encontradas na escrita de ouvintes que têm a língua portuguesa (LP) como língua materna (LM) e, por isso, ele pode se apoiar na língua oral para produzir a escrita. Para o surdo usuário da Libras, aprender a escrita em LP é como aprender uma segunda língua. Portanto, a Libras, sua língua primeira, pode interferir na escrita, isto é, na estruturação dos textos (uso dos conectivos, das preposições, dos tempos verbais, da concordância nominal e verbal etc.). O fato de não haver correspondência direta entre itens lexicais de duas línguas (é comum ouvirmos que uma ou mais palavras em português precisam de apenas um sinal em Libras) não deveria por si só constituir um problema, uma vez que essa não correspondência e consequente necessidade de adequação é justamente o que alimenta os inúmeros debates entre teóricos da tradução. Contudo, a passagem do meio auditivo para o visual produz ainda outras dificuldades, já que tal mudança põe em jogo fatores cognitivos diversos que interferem nos modos de estruturação de cada língua, sem mencionar as limitações no código escrito que não lhe permitem dar conta da riqueza de elementos corporais da Libras.

De fato, é importante reiterar ainda que, em toda atividade discursiva – e contamos aqui também com o texto escrito –, a interação linguística é marcada por lacunas, desvios e transformações que vão sempre além da regularidade esperada.

No caso dos surdos, a via mais próxima para a construção de sentidos é a língua de sinais. Portanto, deve-se estar atento às condições de produção de um texto escrito em cada situação. Analisando redações de alunos surdos, concluímos que, apesar das características diferenciadas já estabelecidas em relação à escrita do ouvinte, as observações, seguidas de análises, vêm confirmando que a escrita dos alunos surdos merece um aprofundamento maior, talvez partindo de um trabalho voltado à língua natural dos surdos, ou seja, a Libras, questão que demanda, sem dúvida, outros estudos.

A pesquisa de mestrado, em 1999, permitiu expandir e detalhar as observações sobre a tessitura dos textos dos surdos e também mostrar que, com base na análise do processo de (re) construção de sentidos, é possível construir um sentido (entre outros) para um texto de um sujeito surdo. Também concluímos, no mesmo trabalho, que algumas ideias predominantes entre pesquisadores – como aquela de que a educação dos surdos fracassa pela falta de significados de sua língua (a de sinais) e gera em larga escala o analfabetismo e a falta de qualificação profissional – decorrem das relações de poder e dos conhecimentos dos ouvintes presentes (e ativos) nas instituições educacionais. São decorrentes do *ouvintismo*, forma particular e específica de ver o surdo, própria de uma sociedade de ouvintes, que inclui representações e dispositivos pedagógicos carregados de uma significação de inferioridade e de primitividade ligada à condição do surdo.

Essa concepção difere das chamadas práticas *oralistas* e de *oralização*. As primeiras se fundem no discurso clínico sobre a surdez, pois legitimam as práticas terapêuticas habituais. As segundas se centram na fala com o propósito de normatizar as crianças surdas para, pretensamente, integrá-las à comunidade ouvinte. A *oralização* consiste em representações a partir das quais o surdo está obrigado a olhar-se e a narrar-se como se fosse ouvinte. O objetivo principal na educação dos surdos é a fala. Mesmo não sendo sinônimos, *ouvintismo* e *oralismo* se inter-relacionam, visto que representam discursos hegemônicos, institucionalizados em diferentes partes do mundo, constituindo relações de poder que trazem em seu cerne o interesse em legitimar e centralizar as decisões que norteiam a educação dos surdos.

Cabe-nos salientar que a professora, sujeito/objeto da pesquisa, apesar da fala oral, não foi submetida à prática tradicional de oralização: quando perdeu a audição, ela já tinha o português como língua materna. Desta vez, pretendemos, com base na ação verbal e não verbal de uma professora surda em sala de pós-alfabetização de alunos ouvintes, identificar e descrever as características do trabalho de mediação da professora no processo de ensino-aprendizagem focalizado.

A mediação é uma relação de ensino-aprendizagem que se faz por intermédio da própria experiência do aluno, a qual é inteiramente determinada pelo meio. Nesse processo, o papel do mestre consiste em organizar e regular esse meio. Ele deve criar um ambiente desafiador com situações propícias para que os alunos construam conceitos significativos, não reduzindo sua prática à simples transmissão de conteúdos. Cumpre reiterar que, ao falar desse processo de aprendizagem, o professor focaliza a mediação, analisando as relações de conhecimento geradas no contexto escolar e procurando compreendê-las em suas condições concretas de produção e em suas associações com a atividade mental dos sujeitos nelas envolvidos.

Desse modo, a mediação é entendida como um processo dinâmico, envolvendo o potencial das atividades culturais para ressignificar a ação mediada. Os indivíduos se apropriam daquilo que produzem em determinada coletividade, no curso de suas relações sociais, por meio da atividade interpessoal e transformam tal produção internalizando-a como modos de ação externos compartilhados.

Assim, ao serem internalizados os modos de ação, os papéis e as funções sociais na interação, os sujeitos passam a controlar e conduzir seu comportamento. A condição de (auto)regulação é um dos aspectos essenciais do desenvolvimento e possibilita um redimensionamento e uma (re)organização da atividade mental.

Com base na maneira de conceber as formas superiores de ação consciente, os estudos de Vygotsky (1995) destacam a elaboração conceitual como modo culturalmente desenvolvido de os indivíduos refletirem cognitivamente suas experiências. Essas elaborações resultantes de tal processo, denominadas análise (abstração) e síntese (generalização) dos dados sensoriais, são mediadas pela palavra e nela materializadas.

Tais conceitos não podem ser considerados categorias intrínsecas da mente nem experiência singular, mas devem ser vistos como elementos produzidos historicamente na atividade mental. Assim, sendo históricos, trazem, em seu desenvolvimento, a identidade social e o espaço em que se tornaram sólidos. Todas essas marcas e esses movimentos de construção e (re)construção estão materializados na própria palavra.

É assim que, por meio da estrutura de enunciação dialógica de Bakhtin, a palavra se revela sempre múltipla e interindividual. Nas trocas verbais, os interlocutores incorporam, contestam ou recusam as vozes do contexto que os produzem. Nessa lógica, o processo de elaboração conceitual emerge do processo de articulação sócio-historicamente definido, em condições de interação, compreensão e expressão que são determinadas. Nessa relação, torna-se explícito o processo discursivo.

Consideramos relevante esse enfoque da *ação mediada* para o ensino-aprendizagem em sala de aula. Assim, nossa ênfase na mediação pretende mostrar a pertinência do enfoque da compreensão de uma postura de língua(gem) verbal e não verbal como instrumentos sócio-históricos de interação – não só dialógicos, mas também ideológicos – em que uma noção ampla de alteridade é fundamental. Por se tratar de instrumento ideológico, a língua(gem) é ao mesmo tempo portadora e produtora de valores e significados.

Em nossa pesquisa, esses valores e significados foram produzidos pela ação de nossa professora informante, a qual é construída pela mediação do (re)dimensionamento metodológico por meio do uso de estratégias verbais e não verbais que vão se construindo e (re)construindo em ações interacionais de mediação.

Assumimos, no estudo, o processo de mediação como uma dinâmica interacional na sala de aula, viabilizando o espaço e o discurso dos interlocutores, professor/aluno, no processo de ensino-aprendizagem, aberto à multiplicidade de sentidos emergentes no curso dessas interações.

Pretendeu-se, portanto, com esse trabalho, identificar e descrever uma professora, portadora de surdez profunda e falante de português (oral), construindo-se como mediadora no processo de ensino-aprendizagem na interação em uma sala de pós-alfabetização com alunos ouvintes. Para viabilizar a consecução de nosso objetivo, propusemo-nos a responder às seguintes questões:

1a) Como a professora se constrói como interlocutora dos alunos ouvintes em sala de aula?
1b) Como ela realiza seu trabalho na organização e no planejamento da aula?
2) Quais são as estratégias verbais e não verbais de mediação de ensino-aprendizagem utilizadas por ela na interação em sala de aula?
3) Quais são as implicações do caso estudado para uma reflexão sobre a subjetividade e a surdez?

Para atender a esse objetivo, traçamos um plano de estudo que serviu de base teórica e prática na construção de nosso conhecimento.

No primeiro capítulo, situamos nossa pesquisa destacando os processos relativos à linguagem e à surdez, procurando entender as condições que afetam a formação da subjetividade de nossa professora informante em seu processo identificatório. Ainda, discutimos a metodologia da coleta de dados e da investigação que nos serviu de base empírica. O planejamento e a estrutura das aulas ministradas pela professora informante em aulas de alfabetização de alunos ouvintes constituem o foco do segundo capítulo. No terceiro capítulo, recuperamos a história da surdez para mostrar como nela está inserta nossa professora. Para isso, analisamos duas de suas aulas a fim de situar as estratégias de mediação e a construção e gestão das interações com seus alunos ouvintes. Em seguida, apresentamos nossas considerações finais, apontando as implicações do caso estudado – as formas como uma professora surda se constrói como interlocutora e realiza seu trabalho com alunos ouvintes – para uma reflexão sobre a subjetividade e a surdez.

1
Uma professora surda e seus alunos ouvintes

Neste capítulo, focalizamos os processos relativos à linguagem e à surdez, procurando apreender as condições adversas que afetam a formação da subjetividade do sujeito surdo em seu processo identificatório. A intenção não é apenas problematizar as condições de interlocução com ouvintes de modo geral, mas apontar o prolongamento da experiência dos surdos no *locus* sociocultural em que eles se constituem na comunidade. A temática é abrangente; entretanto, dirigimos a discussão aos processos socioculturais a fim de chegar a uma visão do que é real e de como a sociedade pensa a naturalização de traços sociais do sujeito surdo. Em seguida, destacamos a importância de compreender a retórica histórica desses sujeitos no processo do uso da língua – questão essencial para entender de qual surdo estamos falando em nossa pesquisa.

A constituição da identidade de A. D. R. como "ouvinte"

Ao focalizar os processos relativos à surdez, o pesquisador necessita lidar com diversas abordagens, uma vez que sempre estará refletindo sobre as variadas formas de configurar a surdez: *como deficiência* ou *como diferença*. As análises tendem especialmente a dividir-se entre a área da saúde – que busca *normalizar o surdo* – e a área pedagógica – que, de modo geral, procura diminuir os estigmas em relação à *surdez*. Tais preocupações têm como referencial a legitimação quanto ao que é ser *normal* e aos mecanismos capazes de transformar a *anormalidade*. A abordagem que preconiza a normalidade afirma que, por um lado, normalizar implica fazer o "surdo ouvir" para que possa "falar" e, por outro, significa tomar a "linguagem gestual" como língua sintaticamente organizada e diferente, assumindo que a identidade do sujeito surdo somente acontecerá por meio da linguagem de sinais. Nessas questões, ressalta-se a busca pela aceitação social da diferença, embora, enunciado como *surdo*, esse indivíduo só vá adquirir uma identidade por meio da língua de sinais. Afinal, a *cultura surda* surgiu para referendar a *identidade do surdo* ou a *diferença*? Essas interpretações muitas vezes retraduzem apenas uma visão naturalista de uma realidade local.

Em geral, o termo *cultura surda* tem adquirido nas pesquisas atuais legitimidade e representatividade para designar esse debate; contudo, voltadas apenas para uma realidade circunscrita, elas acabam reproduzindo um discurso que muitas vezes não esclarece os diversos desdobramentos envolvidos na discussão e somente legitimam a aceitação da diferença.

Os surdos enfrentam na sociedade de ouvintes diversos preconceitos expressos nas tradicionais dicotomias que, embora se apresentem como duas faces da mesma moeda, escondem uma hierarquia que dá a um dos termos o valor de modelo, de padrão. É o caso, por exemplo, dos pares: normalidade/anormalidade, linguagem oral/linguagem de sinais, surdo oralizado/surdo sinalizador, deficiente/diferente, cultura ouvinte/cultura surda, comunidade surda/identidade surda. Discutir sobre o sentido atribuído a cada uma dessas categorias é expressar como a sociedade pensa, naturaliza e institui traços identificatórios para esses sujeitos.

Interessava-nos compreender o que se considera *identidade surda*, em função das diversas controvérsias entre os próprios surdos, entre os que falam e os que não falam. No caso de A. D. R. – nossa professora informante –, temos uma surda que fala e possui uma fala bastante próxima da fala do ouvinte, embora tenha confessado seu constante "medo de errar e não pronunciar corretamente as palavras". Procurava-se compreender como se constitui a identidade desses sujeitos – surdos que falam diferentes línguas – e qual seria a história de significação dessa língua em sua inserção na cultura para, com base nesse entendimento, buscar um referencial prático que nos permitisse compreender a constituição da identidade de nossa professora informante e de sua atuação como mediadora na interação de ensino-aprendizagem em sala de aula.

A identidade está associada diretamente à legitimação da língua de sinais (e pela existência de um canal sensoriomotor visuomanual). Colocadas lado a lado, essas duas ideias (identidade e legitimação da linguagem de sinais) entram em confronto e transmitem um sentimento específico presente em cada grupo. Primeiro, uma autoridade construída socialmente a partir de um falante cuja interlocução com o ouvinte encontra legitimidade por meio da competência de usar a língua oral. Em seguida, a busca dessa identidade acaba por proporcionar ao surdo o sentimento de que ele pertence a determinado grupo, um grupo específico de surdos, e de que só por meio da língua de sinais é que o sujeito constituirá uma identidade, já que não é ouvinte.

Na caracterização de identidades, estudos como os de Perlin, Skliar e Lunardi consideram as seguintes categorias de identidades surdas, marcando-as pela heterogeneidade:

Identidades surdas são aquelas que estão presentes no grupo dos surdos que fazem uso da experiência visual propriamente dita. O adulto surdo, nos encontros com outros surdos, é levado a agir intensamente e, em contato com outros surdos, vai construir sua identidade fortemente centrada no ser surdo, na identidade política surda. (Skliar e Lunardi, 2000, p. 20)

Identidades surdas híbridas são surdos que nasceram ouvintes e que, com o tempo, se tornaram surdos. Nascer ouvinte e, posteriormente, tornar-se surdo é ter sempre duas línguas, mas a sua identidade vai de encontro às identidades surdas.

Identidades surdas de transição estão presentes na situação dos surdos que foram mantidos sob o cativeiro da hegemônica experiência ouvinte e que depois passaram para a comunidade surda, como geralmente acontece. Transição é o momento de passagem do mundo ouvinte, com representação da identidade ouvinte, para a identidade surda, de experiência visual.

Identidade surda incompleta é identidade surda apresentada por aqueles surdos que vivem sob uma ideologia ouvintista latente [...] que trabalha para socializar os surdos de maneira condizente com a cultura dominante. A hegemonia dos ouvintes exerce uma rede de poderes difícil de ser quebrada pelos surdos que não conseguem se organizar ou mesmo ir às comunidades para resistirem ao poder. É quando o surdo nega a identidade surda. Há aqui uma representação da identidade ouvinte como superior.

Identidades surdas flutuantes estão presentes onde os surdos vivem e se manifestam a partir da hegemonia dos ouvintes. Essa identidade é interessante porque permite ver o surdo "consciente" ou não de ser surdo, porém, vítima da ideologia ouvintista [...] que segue determinando seus comportamentos e aprendizados. Desse modo, há surdos que querem ser ouvintizados [...] a todo custo. (Perlin, 2000, p. 26-7)

Nesse sentido, entre os estudos sobre a surdez, a maioria defende a ideia de que usar ou não uma língua de sinais é que define a identidade do sujeito e, portanto, de esta só ser adquirida com outro surdo, creditando à língua de sinais o estatuto de ser a única capaz de oferecer uma identidade a ele. Na verdade, ocorre que, em contato com outro surdo que também usa sinais, surgem novas alternativas, possibilitando processos de interação, compreensão, diálogo e aprendizagem que não seriam possíveis apenas por meio da linguagem oral. Importa notar que a necessidade de identificar obriga, também no caso do surdo, a excluir as diferenças. E é assim que se excluem as sinalizações caseiras, as misturas de sinais e o reconhecimento de que não há uma única variedade de Libras (do mesmo modo que não se fala um único português no Brasil, por exemplo).

Na diversidade desses conflitos, a identidade está, para alguns autores, associada aos discursos produzidos quanto à natureza das relações sociais. Dessa forma, o conceito de identidade é polêmico. O sujeito se constrói por meio da relação, no tempo e no espaço, com diferentes outros, emergindo e sendo revelado nas práticas discursivas.

Reconstituindo o discurso, é interessante observar que a identidade é construída por papéis sociais diferentes – pode-se ser heterossexual, branco, professor, surdo... A identidade não é construída exclusivamente por uma língua, mas também pela língua que constrói nossa subjetividade. Não é a pessoa que escolhe sua identidade, ela é determinada pelas práticas discursivas, impregnadas por relações de poder simbólicas.

Em sua tese de doutorado, Santana (2003, p. 58) traz o relato de uma entrevista com um surdo sobre o problema da identidade. À pergunta sobre o que entende por identidade surda, Ricardo (um de seus informantes) responde:

A identidade surda é aceitar ser surdo. Se a pessoa é surda, só, não tem identidade própria. É... ele, revoltado. Não aceita. Ele tem vergonha de ser surdo. Eu não... Eu não tenho vergonha de ser surdo. Eu exponho o meu problema, o que foi que causou. Então, eu exponho minha identidade de surdo, entendeu? Agora, tem surdo que tem vergonha, daí ele esconde a identidade dele. [...] Surdo nasce. A mãe ensina a falar, a estudar. Não sabe sinais. Não pode fazer sinais. Fazer sinais implica ser acomodado e não falar. Assim, ele cresce sem conhecer sinais nem aprender a falar desde pequeno. Cresce sem nunca ter encontrado outro surdo. Um dia, ele vai passando na rua e encontra um surdo fazendo sinais. Ele olha para os movimentos das mãos e estranha. Pergunta ao surdo: "Você não ouve?" "Não. Sou surdo. Todos aqui são." "Eu também sou. Eu não escuto. Eu só falo." Vê os sinais e pergunta: "O que é isso? Eu não sei. Eu queria aprender". Ele começa a aprender. Ele começa a aprender a língua de sinais. Depois, em casa, com a família, não se sente bem em falar. Não quer mais falar. Quer aprender a língua de sinais. (Entrevista realizada pela autora em língua de sinais)

Nesse relato, é preciso levar em conta que foi justamente o encontro com outros surdos que de fato revelou ao entrevistado sua surdez; a existência de outros surdos, falando outra língua – uma língua que, a princípio, Ricardo desconhece e também estranha.

Outro relato de nossa própria vivência profissional com surdos nos remete a essa questão. Em uma das escolas de surdos de Belo Horizonte, em que lecionávamos uma disciplina especializada (Terapia de Fala), caracterizada como parte da grade curricular da instituição, um dos alunos, que se comunicava apenas com a linguagem gestual, nos chamou bastante a atenção. A disciplina tinha como objetivo a aprendizagem da fala. Esse aluno, embora fosse bastante familiarizado com o grupo de colegas e com a professora, se recusava a falar. Na escola e em nossas aulas, sempre utilizava os sinais, mesmo quando era solicitado a fazer os exercícios usando a voz. Depois de ter me valido de várias estratégias pedagógicas para tentar fazê-lo falar, finalmente lhe perguntei em Libras: "Por que você não quer aprender a falar?" Ele imediatamente pegou uma folha de papel e me respondeu: "Escrever gosto". Por certo, o processo de oralização produzia nele uma resistência, e os sinais deixavam claro que já havia se decidido pela língua sinalizada.

Emmanuelle Laborit (1994, p. 85), em seu livro *O voo da gaivota*, faz um depoimento que discute a questão da identidade e diz respeito à nossa discussão. Vejamos algumas falas da autora:

> Não tinha compreendido que era surda, somente que existia a diferença. [...] Nunca havia visto surdos adultos, portanto, na minha cabeça, os surdos nunca cresciam. Iríamos morrer assim, pequenos. Na escola, ensinaram-me a dizer o nome. Emmanuelle. Mas Emmanuelle é um pouco uma pessoa exterior a mim. Ou um duplo. Quando falo de mim, digo: "Emmanuelle fez isso ou aquilo..." Levo em mim a Emmanuelle surda, e tento falar dela, como se fôssemos duas, mas... [...] para quem se habituou a virar a cabeça ao chamado de seu próprio nome, é talvez difícil entender. Sua identidade está dada desde o nascimento. Não têm necessidade de pensar nela, não questionam sobre si mesmos. São "eu", naturalmente, sem esforço. Eles se conhecem, se identificam, se apresentam aos outros com um símbolo que os representa, mas a Emmanuelle surda não sabia que era eu. Sentia-me um pouco como estrangeira em minha própria família. Não tinha cumplicidade com alguém semelhante a mim. Não podia me identificar. Eu tinha a aquisição da língua de sinais, tantas perguntas a fazer. Tantas e tantas. Estava ávida, sedenta de respostas que podiam me responder.

Entretanto, no primeiro caso, Ricardo comenta durante a entrevista: "Eu não tenho vergonha de ser surdo. Eu exponho o meu problema". A Emmanuelle cujo nome não pode ser usado como vocativo posiciona-se de forma diferente: a relação que se estabelece quanto à identidade surda está voltada para a carência e a privação. De acordo com a autora da entrevista, Ricardo só utiliza a língua de sinais com surdos que não falam e ressalta que sua primeira língua é a oral. É interessante notar que uma língua de modalidade oral poderá até ser constitutiva da identidade de um surdo, mas só a partir do momento em que ele se aproprie dela (em que ela deixe de ser "uma pessoa exterior a ela") e faça dela uma marca para construir sua identidade.

Nesse sentido, é possível entender que a constituição da identidade do surdo não está intrinsecamente ligada apenas à língua de sinais, mas sim a uma língua que lhe dê a possibilidade de constituir-se no mundo como falante, construindo a própria subjetividade. Ou seja, essa constituição está sujeita também às relações sociais. A identidade não pode ser dada apenas como algo inerente a todas as pessoas com base em uma língua singular, mas deverá ser vista com base em práticas discursivas e sociais em circunstâncias sócio-históricas individuais. E foi bem isso que o relato de Ricardo expôs.

O depoimento de A. D. R., nossa professora informante, sedimenta essa reflexão: "Eu comecei a aprender a Libras porque meu irmão, que é surdo, faz muito bem os sinais. Entrei no curso de língua de sinais oferecido pela Feneis [Federação Nacional de Surdos] de Belo Horizonte. Eu achei muito difícil. Aí eu parei". Embora partilhe com o irmão a herança da surdez, A. D. R. não a assume e decide permanecer surda no mundo dos ouvintes, uma surda híbrida – cuja identidade vai, de fato, de encontro às identidades surdas consideradas completas. A despeito da polarização (surdo completo-incompleto), o que essa classificação admite é que há transição, flutuação, hibridismo e que, em todas as classes, estão em jogo língua e cultura.

Em suma, dificilmente podemos falar de identidade surda apenas associando-a à língua de sinais, pois a constituição da identidade do sujeito está relacionada às práticas discursivas e às diferentes interações sociais que ocorrerão ao longo de sua vida, e não a uma língua determinada. É necessário, portanto, enfatizar o modo como a surdez é concebida, já que essa concepção também influencia a construção da identidade desse sujeito, que é afetado pelos discursos produzidos em seu cotidiano.

Evitando o mundo dos surdos – visto negativamente pela sociedade dominante – e vivendo, de certa forma, à margem do mundo dos ouvintes, A. D. R. revela os efeitos dessa situação conflitante em seu difícil processo de aprendizagem: a professora "lecionava só olhando para o quadro", "dava aulas virada para o quadro". Contudo, se havia "falta de postura dos professores" e "da estrutura de funcionamento da escola" em relação à aprendizagem de A. D. R., havia também o fato de que, sentindo-se inserta no mundo dos ouvintes, ela tentava corresponder às expectativas dessa sociedade: "Ninguém percebia a minha deficiência, e eu não falava nada, não me posicionava em sala de aula para tirar dúvidas com professores".

Essa temática é também discutida por pesquisadores menos ligados aos estudos linguísticos (no sentido estrito), mas também levando em consideração o processo de constituição da identidade em relação ao grupo a que se pertence, diferenciando-o de um membro de outro grupo. Por exemplo: a identidade pode ser construída tendo um *ethos* grupal como referência, ou seja, o indivíduo faz parte de um grupo cujos valores e saberes são partilhados, ou não faz parte de grupo nenhum. No caso de pensar a normalidade e a patologia, o conceito de referência – a normalidade – afasta todo aquele que não se aproxima dessa premissa, reservando o mesmo valor social a todos que fogem ao padrão. Em entrevista, a mãe de A. D. R. faz questão de afirmar que a perda de audição não trouxe mudança nenhuma para a filha, que crescera convivendo com ouvintes e sendo tratada como um deles. A. D. R. confirma que não era vista como deficiente.

Nessa situação contraditória (ser e não ser ouvinte), de que grupo nossa professora faria parte, afinal? Ela seria caracterizada como surda (pessoa que não ouve e, portanto, é deficiente auditiva) ou como ouvinte (pessoa que fala e, portanto, deveria ser ouvinte, mas não ouve)?

O reconhecimento desses fundamentos está em permanente questionamento em nosso estudo – saber de que surdos, afinal, estamos falando – quando estabelecemos teoricamente uma linha de análise em relação à identidade desses sujeitos nos estudos que tratam da surdez.

Linguagem e identidade:
nascer ouvinte e tornar-se surdo

Discutir a surdez se torna relevante para nossos estudos na medida em que trazemos o olhar histórico, social e crítico como um dado importante que complementa a reflexão sobre nosso sujeito surdo, vivenciando em seu trabalho uma condição que se distancia das usuais. Entendemos que é preciso apontar as características particulares de cada surdo, verificando de que modo(s) responde a determinados padrões de experiência e observando as diferentes associações teóricas que pressupõem semelhanças analógicas.

Consideramos que essas características nos auxiliam a entender as questões relativas à constituição da identidade e das interações do sujeito surdo em contextos diversos. Todavia, é preciso pontuar que, nesta obra, estamos entendendo identidade do ponto de vista da linguística aplicada (LA), ou seja, tomando-a como:

> um construto dinâmico, e assim, enquanto nível macrossocial, as categorias verbais (**não verbais**) podem simbolizar a identidade social, no nível da macrointeração. Essas categorias simbólicas podem reforçar os elos do sujeito com seu grupo ou marcar distanciamento deste, devido às restrições normativas da interação e aos múltiplos e conflitivos objetos comunicativos em curso. (Kleiman, 2001, p. 267, grifo nosso)

Dessa forma, entendemos que as identidades estão sujeitas a mudanças, isto é, podem ser (re)posicionadas. Ancorados nesses pressupostos, estamos considerando como referência analítica o caso de nosso sujeito informante e apontando sua condição histórica de *nascer ouvinte* e *tornar-se surdo*. Assim, buscamos uma visão mais realista desse sujeito, visto que a surdez pode ser um processo de autoaceitação na formação de sua identidade.

Na verdade, o que está sendo enfatizado *é o fator* que se impõe em cada grupo específico de surdos: oralizado e não oralizado. Há sempre o perigo de fazer generalizações sobre cada um. Existem casos raros que podem ser isolados e pertinentes a certos grupos (no que se refere à forma de aceitação do mundo pelo sujeito surdo), e há uma enorme variação de situações em que o surdo pode ser bom em leitura labial mas ruim na escrita, ou bom tanto em sinais quanto na escrita.

No caso de A. D. R., não se pode inseri-la, sem hesitação, no grupo de oralizados. Ela já falava o português quando ficou surda e, logo que isso aconteceu, começou a aprender com sua mãe a leitura labial, como uma estratégia para permanecer no mundo dos ouvintes: "Minha mãe sempre falava para eu repetir, ou seja, me treinava em casa". Na escola, entretanto, os professores falavam andando pela sala ou virados para o quadro, impossibilitando a leitura de A. D. R. e levando-a a "ser calada" no mundo escolar dos falantes.

Reconhecida e não reconhecida como ouvinte ou deficiente auditiva, a questão da *normalidade* e da *patologia* faz parte do processo social da constituição da subjetividade de nossa professora. Enquanto no contexto social a discriminação dos falantes recai sobre o não domínio da norma culta, no contexto clínico a cisão se dá entre uma fala julgada normal e outra dita patológica. Essa distância é medida por um avaliador que ocupa sempre o espaço da normalidade. Ele se julga superior, pois define quem foge ou não a ela.

Neste ponto de nossa reflexão, pensamos na constante situação de tensão em que vive nossa professora, com medo de não ter uma boa dicção, de falar errado, de as pessoas não compreenderem sua fala ou rirem dela. A. D. R. tem dificuldade para ler em público porque teme que sua dicção comprometa a norma e seja vista como desvio. Como precisa do retorno do som (de sua fala) que a escuta lhe daria, tende a calar-se, embora já tenhamos observado que apresenta uma fala bem próxima da fala de um ouvinte, perfeitamente compreensível. A dificuldade com os sons agudos, por exemplo, poderia estar entre os estados "patológicos" da linguagem que não são propriedades apenas do *pathos*, mas também da normalidade, como é o caso das digressões, da perda do fio da meada, das dúvidas sobre a linguagem escrita e suas normas, dos lapsos fonéticos.

Não espanta que essas questões não sejam consideradas quando se discute a surdez. A linguagem dos surdos é com frequência comparada à do ouvinte, mas um ouvinte tomado por um falante "ideal" – razão pela qual não é difícil imaginar o impacto que a surdez causa na família, fazendo parte da constituição da subjetividade desses sujeitos, como foi relatado por nossa professora informante.

Pressupomos, portanto, que a reflexão sobre a história do surdo, de sua constituição social, permite entender que é no processo de apropriação dos significados das histórias narradas (em) que se contam que adquirimos, nós todos, um sentido de quem somos.

Assim, é preciso reconhecer que os modos de conceber a surdez, os surdos e sua interação com os ouvintes fazem parte de determinada cultura. Eles estão atrelados à sua história social e variam de acordo com diferentes iniciativas educacionais, uma vez que fazem parte de um espaço social e histórico – fator essencial na forma de validar os fundamentos dos estudos sobre a surdez. A surdez da professora A. D. R. não impede sua interlocução com os alunos ouvintes, mas é preciso que esse fator de (d)eficiência seja considerado na avaliação da competência docente dessa profissional – o que será feito no capítulo 3.

Consideramos ainda, nesta obra, a importância da linguagem, imprescindível para o desenvolvimento humano, pois, como discurso interacional, ela faz que as pessoas entendam umas às outras, compartilhem experiências emocionais e intelectuais e planejem sua vida e suas ações na comunidade. A linguagem permite ao sujeito reinventar o mundo cultural para além da atividade física direta ou indireta. É ela que lhe possibilita obter explicações sobre o funcionamento das coisas do mundo e sobre as razões dos comportamentos das pessoas. No entanto, se não houver uma base e uma competência linguísticas razoavelmente compartilhadas, torna-se difícil o processo comunicativo. Nessa visão, a linguagem tem a função *interpessoal* e *intrapessoal*. *Interpessoal*, porque permite a comunicação e, consequentemente, a interação entre os sujeitos; *intrapessoal*, porque constitui o pensamento, ação necessária à reflexão, à formação e à percepção de conceitos no processo de ensino-aprendizagem.

Metodologia

Utilizando-se da linguística aplicada (LA), a sala de aula foi o espaço contextualizado para observar como é constituído o processo de mediação e interação da professora com os alunos. Cabe ressaltar que estamos considerando esse espaço complexo, visto que se trata de uma realidade constituída histórica e socialmente com heterogeneidade de valores e ações sociais que se processam nesses contextos. Partindo desses pressupostos, entendemos que é necessário reconstituir a dimensão processual e complexa de nosso objeto, construindo um percurso transdisciplinar de pesquisa.

A. D. R. é uma professora surda que interage com ouvintes e alfabetiza-os. Dessas constatações emergem elementos de reflexão sobre noções referentes ao que já é conhecido e à subjetividade dos sujeitos, em suas relações com as práticas de linguagem e com os princípios científicos que regem os chamados estudos da linguagem.

A LA exige das investigações efetuadas em seu campo uma abordagem metodológica qualitativa, já que representa uma (re)leitura não apenas do foco central de investigação, mas de outros elementos interligados envolvidos na pesquisa. A solidificação da LA como área interessada em práticas específicas de uso da linguagem em contextos específicos privilegia a sala de aula como contexto focalizado para compreender os vários objetos que são construídos nesse contexto (as práticas de letramento, a interação em sala de aula, as práticas discursivas do professor, a construção de identidades, entre outros) e as abordagens interpretativistas. Assim, os elementos unificadores dessas pesquisas são, por um lado, a abordagem discursiva e, por outro, a abordagem metodológica.

Nossa pesquisa se caracterizou como do tipo qualitativo interpretativista – o que significa que se baseia em um paradigma fenomenológico que concebe a realidade como socialmente construída, a verdade como relativa e subjacente, o homem como sujeito e ator; e, em vez de trabalhar com modelos estáticos, reconhece a mudança e aceita o conflito. Nesse tipo de abordagem, é inaceitável o dualismo pesquisador/objeto pesquisado, uma vez que a realidade depende do sujeito e o pesquisador não pode colocar-se fora da história nem da vida social.

Nosso trabalho, assim como muitos outros no âmbito da LA que investigam a sala de aula, utilizou como pressupostos metodológicos os fundamentos da microanálise etnográfica. Assim, empregamos vários procedimentos etnográficos, como gravação em áudio, diário de campo, entrevistas, fotos, documentos locais. Os dados obtidos foram cruzados tendo em vista as indagações no processo de observação e análise.

O processo de coleta e geração de dados

Nosso primeiro contato com a professora informante ocorreu quando ministramos, no ano de 2000, a disciplina Supervisão Educacional aos alunos do 7º período do curso noturno de Pedagogia do Centro Universitário de Belo Horizonte, *campus* Diamantina (MG). A partir daí, teve início o processo de geração de dados em interlocuções diárias com A. D. R. como nossa aluna. No entanto, a observação e a coleta dos registros só foram realizadas em 2002, após o contato com a professora informante e a autorização tanto dela quanto da direção da escola.

O projeto inicial não previa um trabalho com A. D. R. como informante, uma vez que o interesse estava voltado às estratégias que uma professora ouvinte utiliza para alfabetizar o aluno surdo. Em nosso percurso profissional e acadêmico, sempre deparamos com a situação "professora ouvinte alfabetizando alunos surdos". No entanto, no momento em que conhecemos A. D. R., seu trabalho nos chamou a atenção porque se tratava de uma situação atípica: professora surda trabalhando com alunos ouvintes.

A alfabetização do surdo pelo ouvinte já constitui uma tarefa complexa – além de o professor estar muitas vezes despreparado para lidar com o surdo, no caso de este ter a Libras como língua materna, o português vai ser para ele uma língua estrangeira. Contudo, entendemos que a situação contrária, embora não envolva a linguagem de sinais, põe em evidência a força de atuação dos discursos institucionalizados que, na vida cotidiana dos ouvintes, tratam a surdez como deficiência.

No contato inicial com a professora, chamaram nossa atenção as estratégias por ela utilizadas para interagir com os alunos, as formas de vencer dialeticamente a distância imposta pela surdez e o fato de ser uma professora alfabetizadora. Consideramos importante esse processo de aproximação não restrito ao ponto de vista das disciplinas que investigam a surdez, mas ampliado pelas contribuições da LA. Assim, decidimos fazer de nossa pesquisa um estudo de caso, embora corrêssemos um risco inerente ao andar nessa contramão. Considerando que a alfabetização põe em pauta escrita e leitura e que é a professora quem lê e serve de modelo para os alunos, pensamos que seria interessante investigar os efeitos de uma fala "marcada pela surdez" na constituição dessa leitura.

A coleta de dados foi realizada no primeiro semestre de 2002, na sala de alfabetização sob a regência de A. D. R. em uma escola pública do município de Taquaraçu de Minas, pertencente a uma zona rural a 100 quilômetros de Belo Horizonte (MG). Permanecemos por um semestre coletando os registros, participando das aulas, fazendo entrevistas e reunindo documentos da escola que interessavam a nosso estudo. Retornamos a campo no semestre seguinte para complementar nossos dados de análise.

O conjunto de dados que serviu de base para a realização da pesquisa se refere a documentos escritos, audiogravados e fotos. Os documentos escritos compreendem os projetos, planos de aula e materiais didáticos utilizados pela professora; o projeto pedagógico da escola; as produções dos alunos. Também faz parte do *corpus* a transcrição dos documentos audiogravados: três aulas da professora e entrevistas com pais de alunos. Todos os dados apresentados, como filmagens, entrevistas e anotações, foram devidamente autorizados após a exposição dos objetivos da presente pesquisa. Para tornar a coleta de dados um processo ético, o sigilo e a privacidade de todo o material foram assegurados, assim como o compromisso de cumprimento da Resolução nº 196/96 do Conselho Nacional da Saúde.

Caracterização da professora informante

Nesta parte, apresentaremos uma caracterização mais específica da professora informante, dos alunos e da escola pesquisada, relembrando que nossa informante é portadora de surdez profunda – perda entre 80 e 90 db.

Na época da coleta (primeiro semestre de 2002), A. D. R. contava oito anos de experiência como professora efetiva nas séries iniciais. Sua formação básica, de ensino fundamental e médio, deu-se em escolas públicas do município de Santa Luzia, local de sua residência. A graduação em Pedagogia, com habilitação em Supervisão Escolar, foi feita em três anos, no período noturno, em uma instituição privada, o Centro Universitário de Belo Horizonte, *campus* Diamantina. Além da visível dedicação aos cursos, A. D. R. nos confidenciou que gostava muito de ser professora e, por isso, sempre que em sua escola surgia uma oportunidade de fazer algum curso ela se candidatava a participar, principalmente aqueles na área de alfabetização. Em seu relato, enumerou alguns que havia realizado: Construtivismo (1996),

Pedagogia de projetos (1996), Alfabetização, linguagem e escrita (1999), Educação especial e inclusão – oficina de criatividade, linguagem e surdez (2000), Congresso Internacional de Educação Especial – PUC/MG (2001) (este último foi um curso particular do qual A. D. R. participou a nosso convite).

De acordo com o depoimento de seus pais, A. D. R. perdeu a audição aos 6 anos de idade. No entanto, essa perda aconteceu de forma gradativa e as causas não foram explicadas no diagnóstico médico. Por opção própria, A. D. R. nunca aprendeu a língua de sinais. Contudo, nos relatos atuais, a professora confirma que está aprendendo a Libras, agora importante para seu trabalho na Apae, empenhada na atual política de inclusão. Para interagir com os ouvintes, ela faz uso da leitura labial e, como sua fala é bastante compreensível, a principal evidência de sua surdez está no eventual uso do aparelho, que é visível quando observamos seu rosto ou estamos próximos dela.

Em sua família, houve outro caso desse tipo de surdez. Seu irmão mais novo e um primo de terceiro grau também perderam a audição nas mesmas condições e mais ou menos com a mesma idade. O irmão de A. D. R. faz uso da Libras e participa da comunidade surda de Belo Horizonte, mas em sua casa e com os familiares ele utiliza a oralidade. A diferença em relação à nossa professora é que a fala do irmão já se aproxima mais da fala do surdo que não faz uso da língua oral, ou seja, é uma fala bastante carregada. Essas constatações nos levaram a perceber que a família não interferiu diretamente na opção da filha de não aprender a Libras. Os pais nos confidenciaram ainda que A. D. R. começou a aprender a língua de sinais, mas parou por achá-la muito difícil.

Embora a fala de A. D. R. se mostre um pouco carregada em relação à emissão dos sons agudos em leitura de textos, é bastante compreensível e muito próxima da fala esperada de um ouvinte. Vale relembrar que a professora já era falante de português quando perdeu a audição – essa foi, portanto, sua primeira língua.

Vejamos, a seguir, um fragmento da aula (documento audiogravado) em que A. D. R. conversa com seus alunos sobre uma notícia de jornal a respeito de uma campanha da Cemig contra as queimadas e, logo em seguida, refere-se a uma gravura distribuída no início da aula para ser oralmente descrita. A. D. R. pede às alunas Bruna e Ana Paula que verifiquem se a gravura é alegre ou triste. A aula foi audiogravada no dia 16 de maio de 2002.

T(33)	PROFESSORA	eh/e oceis lembram: /aquela: notícia que ela pegou no jornal (+) tá parecendo com aquilo ali ó/ né/ que falou que a Cemig lançou uma campanha contra a queimada (+) não foi Bruna / a sua notícia/ olha lá (+) e a sua Ana Paula alegre ou triste?

No trecho em questão, não percebemos as características típicas da fala dos sujeitos com surdez profunda que são submetidos às práticas de oralização. São elas: tempo de resposta durante a interação ao fazer a leitura labial, pausas longas e mais frequentes ao falar, maior duração das sílabas, emissão mais forte dos fonemas plosivos. A. D. R. apresenta, portanto, fala bem próxima à de um ouvinte. Embora necessite visualizar cada palavra quando lê, centralizando sua visão apenas no texto, na medida em que permanece de frente para o aluno ela consegue responder simultaneamente. Algumas palavras podem soar com pouca clareza devido à dificuldade com os sons agudos, mas a pronúncia de A. D. R. é perfeitamente compreensível. Além disso, vale salientar que a produção de uma sequência correta de palavras como na frase "que falou que a Cemig lançou uma campanha contra a queimada" é pouco comum até para os surdos com maior tempo de utilização da língua oral, pois, de maneira geral, muitos surdos oralizados apresentam pausas mais longas na sequência das frases ou nas omissões sintáticas.

Quanto à escrita de A. D. R., não haveria de surpreender que apresentasse problemas, uma vez que, segundo relata, quando perdeu a audição não era ainda alfabetizada: "Foi difícil compreender o processo da divisão e o ditado [...], a metodologia era o método fônico, me lembro da professora usando os sons das consoantes juntando com os das vogais para formar as sílabas [...]" Entretanto, o que sua escrita revela é que, apesar das dificuldades, o fato de ter o português como língua materna foi determinante para uma alfabetização efetiva nessa língua. É importante lembrar que A. D. R. teve dificuldade com o inglês, chegando a ser reprovada porque, segundo sua avaliação, era "uma língua diferente".

Reproduzimos abaixo um bilhete escrito por A. D. R.:

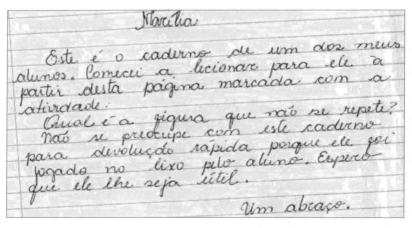

Figura 1 – Bilhete de A. D. R.
Fonte: Caderno de campo.

Uma comparação entre o texto escrito por A. D. R. e outro escrito por uma aluna focalizada em nossa pesquisa anterior (reproduzido adiante) permite mostrar a diferença na aprendizagem da escrita em um caso em que a língua portuguesa não é a língua materna.

A. M. P. foi nossa informante durante a pesquisa de mestrado. É do sexo feminino, tinha na época (em 1995) 21 anos e cursava a 8ª série do ensino regular (atual 9º ano do ensino fundamental). Essa aluna, portadora de surdez profunda e bilateral, frequentou a escola especial até a 4ª série (atual 5º ano do ensino fundamental) e apresentava dificuldade no aprendizado da Libras – fazia um pouco de leitura labial. Era uma aluna assídua, e a intérprete, nesse processo de aprendizagem, era a grande mediadora (Marinho Silva, 2001, p. 64-5, 72-4). A redação abaixo revela os efeitos do que então consideramos indícios da escrita de um sujeito surdo.

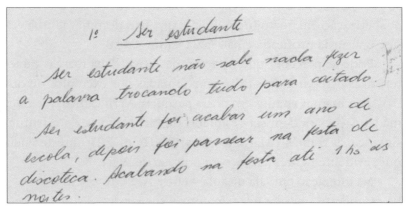

Figura 2 – Produção de texto A. M. P.
Fonte: Caderno de campo.

Transcrição do exemplo – Redação de A. M. P.

As linhas serão numeradas para melhor identificar os problemas em razão da análise e do enunciado.

Ser estudante
1 – Ser estudante não sabe nada.
2 – Fezer a palavra trocando tudo para coitado.
3 – Ser estudante foi acabar um ano de escola,
4 – Depois foi passear na festa de discoteca.
5 – Acabando na festa até 1 hs às noites.

O interesse em trazer o texto de A. M. P. não é, evidentemente, generalizar, mostrando que os surdos têm problemas de escrita. Essa aluna foi escolarizada em escola especial para posterior integração na escola regular. A participação da família também é muito diferente do caso de A. D. R., cuja mãe se empenhou sempre em afirmar que ela "era uma criança como as outras", que "nunca precisou de reforço" porque contava com a ajuda permanente da mãe e da família. A. M. P. conviveu com surdos na escola especial, não era fluente em Libras e teve sua alfabetização em português – língua que não dominava, uma vez que era surda profunda e não fazia leitura labial.

Pode-se perceber que no texto de A. M. P. há marcas características da escrita do surdo, corroboradas por exemplos de outros informantes citados em nossa pesquisa. Verificamos que essas inadequações podem ser resultado da interferência da estrutura sintática da Libras (Marinho Silva, 2001, p. 72), interferência que, evidentemente, não ocorre no caso de A. D. R.

Na interação em sala de aula – entre A. D. R. e seus alunos –, há momentos em que fica perceptível sua surdez. Primeiro, pela própria organização da sala e dos alunos. Tudo é colocado de forma que eles permaneçam de frente para a professora (organização espacial típica de cursos de língua de sinais ministrados por professores surdos). Os alunos, sabendo que A. D. R. é surda, também tiveram de se adequar. Assim, quando percebem que ela não compreende o que dizem, eles repetem. Quando A. D. R. se vira para anotar algo no quadro e surge a necessidade de falar com ela, os alunos se levantam e tocam-na, pois sabem que ela só os compreenderá se puder ler seus lábios (também nas aulas de língua de sinais, os ouvintes aprendem a tocar o surdo para chamá-lo e a manter sempre contato visual).

Dessa forma, foi comum observar em sala momentos de conversação paralela entre os alunos, com falas simultâneas ou sobreposição de vozes, sem que a professora interviesse, mas notamos também que ela faz uso de diversos mecanismos reparadores: "um de cada vez"; "peraí", "eu posso falar?", "R., deixa [ela] falá", "um de cada vez, peraí", "peraí só um pouquinho" etc. Além disso, em vários momentos também emprega "olha" ou "olha aqui", expressões que chamam a atenção dos alunos para determinado foco visual – a professora.

Convém notar que A. D. R. percebe as ocorrências de falas simultâneas e sobreposição de vozes com base na observação da expressão corporal dos alunos. Na sala de aula, quase sempre sua intervenção é pertinente, mas não é o que ocorre no trecho seguinte:

T(150)	PROFESSORA	mas aqui na escola não tem jeito de fazê isso / não tem luz / tem que escrever no escuro ((risos))
T(151)	ALUNA B	é: arruma uma vela e escrevê
T(152)	ALUNO R	não pode deixá / luz acesa nem televisão / saí assim deixá a luz ace::sa (+) a televisão liga::da / rádio liga::do rádio ligado
T(153)	PROFESSORA	vamo ouvi aqui oh / oh colega oh
T(154)	ALUNO R	ô A. / eu não terminei de falá não
T(155)	PROFESSORA	não terminou de falá então fala

A. D. R. conclui que estavam interrompendo R. quando, na verdade, foi sua intervenção que causou a interrupção. Isso fica mais evidente quando, no turno 154, o aluno R. diz à professora que ainda não tinha terminado de falar.

Um aspecto importante a ser observado nas práticas discursivas de A. D. R. é a questão da referenciação, um processo negociado no discurso que resulta na construção de referentes, de tal modo que a expressão *referência* passa a ter um uso completamente diverso do que lhe é atribuído na literatura semântica em geral. Referir não é mais uma atividade de "etiquetar" um mundo existente e indicialmente designado, mas sim uma atividade discursiva em que os *referentes* passam a ser *objetos de discurso*, e não realidades independentes. Pode-se dizer que a realidade empírica é mais do que uma experiência apenas estritamente sensorial especularmente refletida pela linguagem: a discursivização ou textualização do mundo por meio da linguagem não se dá como simples processo de elaboração de informações, mas de (re)construção da própria realidade.

Assim, é possível perceber que os referentes são construídos na prática social, ou seja, pela atividade sociocognitivo-discursiva de referenciação. Isso quer dizer que as práticas se conformam às necessidades de interação dos sujeitos – no caso de nossa professora, a organização das carteiras, bem como as expressões linguajeiras utilizadas por A. D. R., consiste em uma interpretação referencial. Por ser uma escola de zona rural, A. D. R. trabalha com número reduzido de alunos, o que não ocorre no contexto de escolas públicas na zona urbana. Isso de certa forma a auxilia na execução de seu trabalho de alfabetizadora.

Caracterização do contexto pesquisado

A escola se situa no município de Taguaraçu de Minas, a 40 quilômetros da capital do estado de Minas Gerais, Belo Horizonte, a cuja região metropolitana pertence. Conforme dados do IBGE (censo de 2004), a cidade possui população de 3.529

habitantes em uma base territorial de 329,36 quilômetros quadrados. Do total, 1.378 pessoas vivem em área urbana e 2.151 em zona rural. Os habitantes têm como principais atividades econômicas a lavoura e a pecuária. Com efeito, todos os alunos, nossos informantes, são filhos de agricultores. A Escola Municipal de Taguaraçu de Minas, onde A. D. R. trabalha há oito anos, foi criada em março de 2001.

A visão do outro

Os alunos

Os alunos da escola municipal possuem características étnicas bastante comuns nessa região. São na maioria pardos, e há apenas dois negros na turma, fato bastante frequente nessa região mineira devido à mistura de raças entre negros, índios e uma minoria de brancos.

É importante destacar que, quanto à escolarização dos alunos de nosso *corpus* de pesquisa, uma observação mais atenta nos revela que a clientela atendida na sala de A. D. R. é bem diversificada: há alunos em início de escolarização e com idade regular para a série que cursam, mas existem também aqueles de idade mais avançada, ou seja, entre 7 e 14 anos, cujo histórico de reprovação evidencia prováveis problemas de aprendizagem.

No quadro 1, há uma breve caracterização dos alfabetizandos aqui focalizados (os nomes são fictícios). Como é possível observar, a turma é composta de alunos novatos e repetentes. Entretanto, não foi possível verificar, na ficha individual dos alunos, o registro do nível de escolarização em que os repetentes estavam no fim do ano, quando foram retidos. Segundo A. D. R., os alunos retidos se encontravam muito aquém do processo inicial de alfabetização. Assim, o planejamento do trabalho pedagógico no início do ano visava atender os alunos novatos e repetentes, recomeçando todo o processo de alfabetização. A professora nos relata que faz um trabalho de reforço em horário extraescolar com os alunos que necessitam de mais atenção, como é o caso de Sandro, que, segundo A. D. R., "tem problemas de aprendizagem, não consegue nem escrever o nome e já repete o ano pela terceira vez".

Quadro 1 — Caracterização dos alunos

NOME	IDADE	ESCOLARIZAÇÃO
Sandro	14 anos	Repetente da 1ª série
Ana Paula	7 anos	Novato – 1ª série
Vanessa	8 anos	Novato – 1ª série
Edson	7 anos	Novato – 1ª série
Bruna	7 anos	Novato – 1ª série
Roney	8 anos	Novato – 1ª série
Jefferson	11 anos	Novato – 1ª série
Wanderson	12 anos	Repetente da 1ª série
Gustavo	7 anos	Novato – 1ª série
Daniele	10 anos	Repetente da 1ª série

Descrição dos alunos

Sandro: é o mais velho da sala de aula. Sempre estudou e morou na zona rural do município. Tem mais uma irmã que frequenta a mesma sala. Mora com a mãe, que trabalha durante o dia em casa de família, e tem muita dificuldade nas atividades de leitura e escrita. A. D. R. relatou que, sempre que possível, dá aulas de reforço a ele.

Ana Paula: é uma das crianças mais novas da sala, e este é seu primeiro ano de escolarização. É muito participativa em sala de aula. Mora com a mãe e a avó, que cuida dela para que a mãe possa trabalhar na cidade.

Vanessa: embora já tenha 8 anos, é também uma aluna novata. Mora com os pais, que não são alfabetizados, e mais dois irmãos menores. Seu pai é lavrador. É uma criança tímida, com dificuldade de participar das aulas – só participa oralmente quando solicitada pela professora.

Edson: tem 7 anos, faz parte do grupo de novatos e é uma criança participativa. Mora com os pais, que não são alfabetizados, e mais quatro irmãos mais velhos, que estudaram até a 4ª série e agora ajudam o pai trabalhando em um hotel-fazenda próximo à zona rural.

Bruna: embora seja um pouco tímida, participa sempre das atividades propostas pela professora. Com 7 anos, também é novata. Mora com os pais – o pai é lavrador – e tem dois irmãos mais velhos, que estudam na mesma escola.

Roney: é também um aluno novato que foi matriculado com 8 anos. É o mais participativo da turma: gosta de perguntar e sempre é o primeiro a terminar as atividades propostas pela professora. Mora perto da escola, com os pais e mais três irmãos mais velhos, que não trabalham.

Jefferson: quieto mas bastante atencioso, tem facilidade com a escrita e, segundo A. D. R., é o mais adiantado da turma. É novato, mas foi matriculado com 11 anos. Mora com a mãe.

Wanderson: embora tenha 12 anos, está repetindo pela segunda vez a 1ª série. Mora na zona rural com os pais. O pai trabalha como lavrador e tem outro filho, que estuda na mesma escola. É uma criança que se dispersa com facilidade, embora não tenha dificuldade de aprendizagem.

Gustavo: aluno novato e um dos mais jovens da sala. É bastante inquieto, com pouca concentração nas atividades de leitura e escrita. Tem mais dois irmãos que frequentam a mesma escola e mora com a mãe e a avó, que cuida dele e dos irmãos para que a mãe possa trabalhar.

Daniele: é uma aluna inquieta, com dificuldade de concentração nas atividades de leitura e escrita. Ela está repetindo porque parou de estudar no primeiro ano de escolarização. Mora com a mãe e a avó, que também cuida dela para que a mãe trabalhe.

Essa apresentação dos alunos destaca apenas sua situação familiar e o tipo de participação em sala de aula, mas todos eles demonstram gostar da escola e ter grande afeto pela professora.

A sala de aula

A sala de A. D. R. é pequena mas proporcional ao número de crianças e adolescentes que a ocupam. Como é comum nas séries iniciais, é decorada pela professora. Além do alfabeto, há exposição dos trabalhos feitos pelos alunos.

Os exercícios de produção de textos são afixados na parede no fundo da sala. A professora sempre coloca os exercícios confeccionados em exposição nas paredes, de modo que os alunos vejam os trabalhos (exercícios) por eles produzidos. De acordo com o planejamento de A. D. R., a maioria dos exercícios escritos e com ilustrações dos alunos é feita em datas comemorativas.

É importante destacar a afetividade da professora em relação aos alunos. Essa relação é expressa pela faixa do alfabeto colocada no início do ano em sua sala com a frase "Crianças, sejam bem-vindas!", que já estabelece, no contato inicial, a receptividade ao grupo de alunos. Existem também, nesse espaço, trabalhos produzidos na semana da Páscoa, como máscaras de coelhinhos que foram usadas pelos alunos. Elas foram confeccionadas e presenteadas pela professora.

Trabalhando na escolarização primária, período em que os vínculos afetivos com os alunos – na definição do trabalho ou da própria identidade dos professores – constituem uma preocupação da maioria dos professores, A. D. R. não é diferente. Sua sensibilidade é captada pelos alunos e também pelos pais, como se percebe nos trechos da entrevista abaixo, oferecendo a possibilidade de refletir sobre os significados da escola e da família em relação ao modo como os alunos e também seus pais representam os outros e a si mesmos no discurso. Essa preocupação de A. D. R. favorece sua própria constituição como profissional atenta à criança como um todo, e não apenas a responsabilidades meramente cognitivas.

A visão representativa dos pais dos alunos de A. D. R.

Em entrevistas realizadas ao longo de nosso trabalho de pesquisa, a questão do relacionamento tornou-se representativa da visão dos pais e da percepção dos alunos. Como as narrativas (entrevistas) são também formas de legitimar e controlar essas realidades e os atores sociais, interessavam-nos os dados que veiculavam e são constitutivos do contexto em que são desenvolvidas as práticas pedagógicas da informante, ao mesmo tempo que ela vai se compondo como professora alfabetizadora.

Conforme a narrativa abaixo, faremos a transcrição de uma entrevista realizada na "Festa de Família", cujo objetivo é reunir todos os familiares dos alunos, bem como comemorar o Dia das Mães e o Dia dos Pais. Nessa ocasião, aproveitamos para coletar mais dados sobre nossos informantes.

A entrevista teve o caráter informativo quanto à formação dos pais dos alunos e de suas expectativas em relação à nossa professora informante. Em todas as entrevistas emergem as questões relacionadas ao "problema de A. D. R." e à sua "diferença". Selecionamos a entrevista que consideramos mais representativa para nossos estudos, sendo importante enfatizar que as mães entrevistadas compartilham sentimentos semelhantes em relação a A. D. R., sempre referida como uma "ótima professora".

Episódio 1

ENTREVISTA

Mãe: L. M. S.
Aluno: R. L. S. S.

Pesquisadora/entrevistadora: Há quanto tempo A. D. R. é professora de seu filho?
Mãe: Faz dois anos.

Pesquisadora/entrevistadora: Quando iniciou o trabalho?
Mãe: Começou com a 1ª série... Ele aprendeu com mais facilidade. Ele teve desempenho muito bom. O problema dela não atrapalhou em nada! Não teve problema nenhum! A. D. R. é uma professora muito boa! Não tem diferença nenhuma... O problema dela até de certo modo ajudou porque os meninos, sabendo do problema dela, passaram a prestar mais atenção no que ela **faz** e **fala**.

[*Ou seja, para essa mãe, o problema de A. D. R. foi desfeito no processo de ensino-aprendizagem, na convivência em sala de aula. Contudo, verifica-se o empenho dessa mãe em "normalizar" a professora, afirmando e negando o que chama de problema. Na sequência, ela dá a entender que os alunos tentam compensar esse problema.*]

Pesquisadora/entrevistadora: Então... a atenção deles redobra?
Mãe: Sim. Eles tratam ela com mais amor e carinho. Eles sempre souberam do problema dela porque faz muitos anos que ela trabalha aqui. Eles têm muito carinho com ela.

Pesquisadora/entrevistadora: Neste período em que estou na sala de A. D. R., tenho observado que os alunos falam com ela

sempre de frente. Chamam por ela sempre olhando no rosto...
Vocês ensinaram isso a eles? Como foi?
Mãe: Eu... sempre falo com ele do problema dela. Meu menino fala lá em casa: "Mãe, a gente chama a A. D. R., ela não escuta. Eu falo pra ele: "Meu filho... você sabe do problema dela, vocês têm que conversar com ela, chegar perto dela, vocês têm que falar com ela que ela vai entender, porque, se um chama... outro chama, ela não tem como dar atenção! Não é só gritar, pois ela não é surda, ela tem um problema, tem que ter paciência...

[A mãe dá sinais de discriminação em relação à pessoa surda – A. D. R. não escuta, mas não é surda – e insiste em reduzir a questão a um problema.]

Pesquisadora/entrevistadora: A senhora disse que o *problema dela* ajudou. A senhora está se referindo à surdez?
Mãe: É... Ajudou muito! Eles tratam ela com mais atenção! Na verdade, eles não veem como problema dela. Ajudou até na convivência dela. Ajudou na relação de professor e aluno. O R. chora... quando se fala que A. D. R. não vai dar aula para ele. Eu, sempre que converso com ela, falo que vai ser um problema pra meu menino, pois ela é tão carinhosa e boa. O R. sempre teve problemas de se relacionar. Não é que os outros professores são ruins... Mas só a A. D. R. que ele gostou.

[O discurso da mãe revela o conhecimento de que a mediação do trabalho de A. D. R. foi importante na constituição das interações entre professora e aluno, possibilitando o funcionamento das estratégias de ensino no processo de ensino-aprendizagem.]

Pesquisadora/entrevistadora: Quando ele começou a escrever, como foi?
Mãe: Bem, ele começou a estudar com ela, A. D. R., já estava escrevendo direitinho, o nome... palavras... Mas continuou do mesmo jeito com ela: sem problemas.

O episódio citado traz como foco a narrativa que retrata a visão do outro (alunos e pais) em relação à professora. Ao enfatizar as formas de comunicação entre o filho e A. D. R., a mãe revela sua concepção do resultado da construção interativa em sala de aula, ou seja, os efeitos dessa interação na constituição de conhecimentos dos alunos. A diferença citada pela entrevistada explicita outra questão: a visão do outro quanto a uma identidade historicamente cristalizada nessa sociedade: a de ser surdo, o que significa um enfrentamento constante com o desconhecido.

A mãe do aluno inicia o diálogo com a pesquisadora destacando há quanto tempo o filho é aluno de A. D. R. Referindo-se ao trabalho pedagógico, ela traz à tona a questão da diferença (professor surdo/aluno ouvinte) sempre sublinhada como problema: um problema que "não atrapalhou em nada" porque a professora é muito boa, um problema que "até ajudou" porque chama a atenção dos alunos para seu jeito diferente/problemático de ser.

Outra questão acerca da diferença aparece quando a mãe relaciona a base de conhecimentos do filho e aponta estratégias de interação por meio de formas de comunicação. Por exemplo: "Eu... sempre falo com ele do problema dela", uma afirmação seguida do relato dos comentários da criança sobre a necessidade de aproximar-se da professora para chamá-la, uma vez que ela não escuta. Em seguida, diz que aconselha o filho a entender o "problema" de A. D. R., a ter paciência com ela, terminando por adverti-lo de que, para chamar a atenção da professora, não se trata de gritar porque "ela não é surda" – o que ela tem é um "problema". Destaque-se que o modo de conceber a surdez está implícito na fala da mãe como uma marca cultural e social. Embora conceba A. D. R. como a melhor professora, ressalta que ela tem o problema de não escutar (o que levaria a identificá-la com os surdos), mas não é surda, o que confere a A. D. R. uma identidade de "ouvinte" que tem um problema.

Em seguida, a mãe aponta e reitera a diferença: "...eles veem como o problema dela ajudou na convivência deles... Ajudou na relação de professor e aluno". Na verdade, a própria convivência favorável é um processo de interação do grupo, elemento importante no processo de ensino-aprendizagem. Essa ação evidencia o valor do contexto nos processos interacionais, indicando que ele constitui parte da história do grupo, integra as interações, mediadas pela linguagem de A. D. R. em sala de aula.

A essas formulações pode-se acrescentar algo específico da instância interativa: o momento em que o professor, como agente mediador, "promove" conhecimentos não só em sintonia com as formas de funcionamento da criança, mas também (e, talvez, principalmente) impondo-se e opondo-se a tal funcionamento. Nesse caso, a ênfase é dada às práticas pedagógicas de comunicação em sala de aula. A participação coletiva dos alunos nas aulas possibilita a construção de sua aprendizagem.

Ao tentar justificar as formas de comunicação da professora, a mãe registra o problema e atribui-lhe um importante significado, dando relevo ao aspecto afetivo e pedagógico característico do trabalho da professora. "R. chora... quando se fala que A. D. R. não vai mais dar aula para ele", e a mãe se preocupa com isso porque o filho "sempre teve problemas de se relacionar", mas foi diferente com essa professora. Note-se que, embora reitere o problema de A. D. R., a mãe reconhece que a professora faz diferença, e o problema de "ser diferente" parece equilibrar-se na corda bamba do preconceito duplamente denegado em *não escuta, mas não é surda* – que permite a leitura *ela só não escuta*.

Entendemos que o que "faz diferença" em A. D. R. – a despeito da repetição de que ela tem um problema, mas que "até ajudou na convivência" – é, afinal de contas, sua habilidade de comunicação (gestual ou oral) em construir o processo de ensino-aprendizagem. Essa habilidade vai revelar-se de grande influência nas mediações de sua prática de ensino, visto que a interação é o ponto central desse processo no qual o aluno pode ou não ser engajado. As ações do professor são tão importantes e cruciais para o rumo do discurso (fala, sinais, ou seja, comunicação) em sala de aula que este pode transformar-se em ouvinte passivo/ surdo passivo, alheio ao que acontece à sua volta na escola.

A interação em sala de aula já é em si uma atividade complexa; mais ainda se considerarmos, nessa cena, o "problema" da surdez – o que nos traz de volta à questão que mobilizou este trabalho: a relação entre uma alfabetizadora surda (que fala português) e alunos ouvintes (também falantes de português).

2
A organização da aula e a gestão da interação

Tendo em mente que o foco deste capítulo é a organização da aula e a gestão da interação (o planejamento e a estrutura das aulas ministradas pela professora informante em sala de alfabetização de alunos ouvintes), faz-se necessário retomar nossas questões de pesquisa:

1a) Como a professora se constrói como interlocutora de seus alunos ouvintes em sala de aula?
1b) Como ela realiza seu trabalho na organização e no planejamento da aula?

No capítulo anterior, reconstruímos a história de A. D. R. Dessa narrativa, vamos destacar, neste momento, os bastidores da sala de aula, os preparativos para a entrada em cena da professora.

O ponto de partida de nossa professora informante é o desenvolvimento da aula como um acontecimento interacional ordenado, cujo desenvolvimento é estruturado sequencialmente pela coordenação local dos participantes. Essa coordenação geralmente se apoia na fala do professor, que, como "ator", ator social, elemento socialmente construído, dirige-se a uma "plateia". Desse modo, podemos dizer que a regulação e a organização da aula são, principalmente, gerenciadas pelo professor. Porém, ao definir para os alunos o que está sendo feito e o que está sendo dito, ele projeta alinhamentos e mudanças de alinhamentos, os quais são negociados interacional e tematicamente com os alunos, permitindo aos participantes (professor e aluno) estabelecer juntos o sentido do "que está acontecendo aqui e agora".

Assim, a análise dessas projeções, permanentemente elaboradas e reelaboradas pelos participantes, pode tornar mais evidentes os modos como são constituídos/construídos os objetos de ensino na aula. Nesse sentido, podemos entender que esses objetos são também objetos de discurso, e é em geral em torno deles que o professor e os alunos constroem interacional e tematicamente a aula.

Partindo da realidade construída e alterada não somente pela forma como nomeamos o mundo, mas, acima de tudo, pela forma como, sociocognitivamente, interagimos com ele, interpretamos e construímos nossos mundos por meio da interação com o entorno físico, social e cultural. A referência passa a ser considerada resultado da atividade que realizamos quando, para designar, representar ou sugerir algo, usamos uma expressão linguística ou criamos uma situação discursiva referencial com essa finalidade. Assim, a professora se constrói como interlocutora de seus alunos ouvintes em sala de aula ao organizar a sala, ao posicionar as carteiras para manter-se face a face com eles, ao explorar o visual por meio da leitura labial, dos gestos e da fala, encadeando referentes para a significação de suas práticas de ensino.

Como A. D. R. realiza seu trabalho na organização e no planejamento da aula? O *planejamento escolar* pode ser apontado como instrumento constitutivo de suas aulas e se divide em *pro-*

jeto de trabalho e *planejamento diário de aula*. A visão desses gêneros didáticos que compõem a prática de ensino permite-nos entender o sentido atribuído às ações discursivas e não discursivas utilizadas pela professora em sala de aula para mediar o trabalho pedagógico e possibilitar a interação com seus alunos.

Considerando a importância do texto-guia da professora, uma primeira pergunta impõe-se quase naturalmente: o que é recorrente para A. D. R. no planejamento e como ela (re)cria essa prática? A base desse trabalho é um projeto elaborado a cada mês com o objetivo de criar condições para práticas de ensino-aprendizagem. É apoiada nesse projeto de trabalho que A. D. R. elabora sua prática de ensino. Para a análise da organização dessa aula em situação de interação, buscamos contribuições em Matêncio (2001), que distingue o estudo da aula de língua materna como um estudo de discurso didático. Para esse estudo, a autora propõe categorias – interação, sequência, intervenção e operações didático-discursivas – que servem para caracterizar funcional e estruturalmente as unidades constituintes de uma aula e chegar ao seu esquema de organização global como discurso didático propriamente dito.

Dessa forma, analisamos: em nível macro, o planejamento escolar; em nível micro, o planejamento diário de organização da aula.

O(s) sentido(s) atribuído(s) ao planejamento na organização escolar

Nas últimas décadas, está sendo desenvolvida, também por motivos culturais e sociais, uma série de "modelos" de planejamento institucional. Tais "modelos" são elaborados com base em organogramas sofisticados, teorias pedagógicas e outros recursos que acabam por escamotear a pouca funcionalidade desse instrumento na prática diária em sala de aula. É essa pouca funcionalidade que tem causado certa aversão da classe educadora a tal instrumento, essencial no processo de ensino-aprendizagem.

É possível levantar duas causas iniciais dessa aversão: o conhecimento superficial e o preparo insuficiente de alguns professores, ou a forma como são elaborados os planejamentos, nos quais inexistem objetivos claros e bem definidos. De todo modo, as causas estão interligadas, uma vez que a falta de clareza vai ao encontro da falta de preparo, e os professores passam a perceber que os planejamentos são solicitados como meras exigências burocráticas de certos setores da pedagogia, tendo pouca funcionalidade em sala de aula. Se precisássemos resumir essas práticas em um pequeno parágrafo, certamente diríamos que, de forma geral, o planejamento deve ser um instrumento para o professor e para o aluno, ou seja, principalmente para o aluno, e somente em segundo lugar deveria servir para atender aos objetivos da escola.

Essa questão, no entanto, revela-se bastante polêmica. Muitas vezes o planejamento é caracterizado somente como forma de ordenar e facilitar a ação, não atuando em interface com as outras áreas. Concebendo-o assim, ele não atuaria como um processo organizacional que visa a uma constante (re)elaboração, mas apenas perpetuaria ações e normas literalmente estabelecidas.

Na diversidade de leituras sobre esse tema, o encaminhamento dado ao planejamento em uma instituição escolar serve quase sempre a alguns princípios básicos: organizar um plano curricular voltado para ações que permitam a consecução dos objetivos educacionais, observando a legislação vigente, mediante uma grade curricular estabelecida por órgãos governamentais, como o Ministério da Educação e Cultura (MEC) e as Secretarias de Educação, entre outros.

Compete à escola planejar e ativar o processo educativo para sua população por meio do planejamento, cabendo ao professor adequá-lo à pluralidade de seus alunos e à sua própria subjetividade, desconsiderando um padrão unificado por convenções institucionais legalizadas. Todavia, quanto mais próximas da realidade dos alunos forem pensadas e planejadas as práticas de ensino, mais mudanças elas tendem a abarcar no interior da escola. Vale salientar, no entanto, que as inovações das práticas escolares de planejamento só se realizam por meio de mudanças nas práticas de ensino.

Em virtude da relevância do planejamento para o processo de ensino-aprendizagem, conforme discutido acima, acreditamos que, ao analisá-lo, estaremos em busca de pistas que nos permitam identificar como a professora A. D. R., nossa informante, constitui-se na sala de aula como mediadora do ensino da língua escrita.

Quanto à elaboração do planejamento, constatando-se que esse instrumento serve à manutenção legal da instituição escolar, A. D. R. nos relata como elabora seu planejamento diário:

[...] os planos diários objetivam contextualizar as atividades, mas as ações das aulas são construídas no processo do trabalho, na aula... Elaboro um projeto de trabalho, de acordo com o planejamento escolar apresentado pela supervisora da escola, que é constituído de acordo com a grade curricular da Secretaria de Educação [...]. (Caderno de campo, 4 de maio de 2002)

Se, por um lado, A. D. R. utilizava o planejamento escolar proposto pela instituição; por outro, (re)elaborava essas atividades com estratégias didáticas discursivas, conforme relato abaixo.

[...] No curso de Pedagogia, foi pedido para desenvolver um projeto atendendo às necessidades de uma turma de maneira interdisciplinar. Montei um projeto de acordo com a metodologia que aprendi no UNI/BH, onde fui muito elogiada pelo trabalho, que serviu de mo-

delo de *"como fazer um projeto" para outras colegas que ainda apresentavam dificuldades em trabalhar a Pedagogia de Projetos como eu.* (Caderno de campo, 4 de maio de 2002)

O que acaba de ser descrito é o ponto de vista de A. D. R., que, ao propor uma interpretação crítica – outra maneira de lidar com os programas já estabelecidos –, acrescenta às suas práticas de ensino (planejamento diário) outro ponto de referência, mediado pela Pedagogia de Projetos, conforme exemplo de um de seus registros, apresentado a seguir.

PROJETO "CARNAVAL"

Alunos atendidos: 1ª série
Duração: 1 semana

Objetivos
- Conhecer a história do Carnaval.
- Conhecer o Carnaval como forma de desenvolvimento.
- Valorizar o Carnaval como modo de divertimento.
- Valorizar o folclore brasileiro e suas festas.

Etimologia
"A hipótese mais aceita sobre o Carnaval é a de que se tenha originado da expressão latina 'carne vale', ou seja, 'adeus à carne', uma referência aos últimos dias em que era permitido o consumo de carne antes do jejum da Quaresma" (revista *Atrevida*, p. 93).

Desenvolvimento
- Pesquisar gravuras sobre o Carnaval e interpretá-las por meio de textos narrativos.
- Conversar sobre fantasias, escolas de samba, trio elétrico etc.
- Manter conversa informal sobre o tema Carnaval.

- Pesquisa: perguntar às pessoas mais velhas como era o Carnaval de antigamente.
- Trazer reportagens e revistas sobre o Carnaval para debates e comentários.
- Trabalhar com músicas como "Mamãe eu quero" para destaque de rimas, sequência, consoantes, vogais, número de sílabas etc.

Exemplo

Atividades

A. Copiar e cantar a música "Mamãe eu quero".

B. Procurar na música palavras que:
   - rimem com **chorar**;
   - rimem com **pestana**;
   - rimem com **coração**;
   - terminem com **ÃO**.

C. Cantar a música trocando a palavra **NENÉM** pelo nome dos alunos.

D. Interpretar o texto "Confete e Serpentina".
   - Quem batizou os gatinhos?
   - Por que os gatos foram batizados de Confete e Serpentina?
   - Como Confete e Serpentina viraram sambistas?

O planejamento da professora A. D. R. reproduz a forma dos "modelos" institucionais. Há o público a ser atendido, a duração, os objetivos e o desenvolvimento.

Os objetivos são bastante amplos, e não são mencionados os objetivos específicos do ensino-aprendizagem da língua escrita. Somente no desenvolvimento, quando são descritas as atividades, é que percebemos que a oralidade é utilizada pela professora como um andaime para o ensino da escrita, ou seja, como recurso metodológico. A metáfora dos andaimes está relacionada ao suporte que é utilizado na construção de um edifício com base no qual se fazem as paredes subir. Os andaimes servem de apoio à construção, mas depois podem ser retirados porque não são mais necessários à sua sustentação.

Nessas atividades, é contemplada a leitura do não verbal, uma estratégia de leitura comum quando se trata de leitores iniciantes. A interação oral também é muito valorizada nas aulas e transparece nos itens do Desenvolvimento, que propõem atividades como "conversar", "manter conversa informal", "perguntar às pessoas". Só após o trabalho oral é que se faz o trabalho com o registro em linguagem escrita, "reportagem", e a letra da música, a qual será primeiro, provavelmente, explorada oralmente para depois serem feitos os registros escritos. Importa lembrar que as crianças da turma já interagem com a professora como falantes de português e que suas realizações gráficas, embora ainda indeterminadas e heterogêneas, são lidas pela professora como manifestações escritas da língua portuguesa.

Dessa maneira, com base no projeto citado, podemos inferir que a constituição de A. D. R. como professora surda falante de português está atrelada às práticas de ensino dos ouvintes, ou seja, ela utiliza muitos recursos empregados por professores ouvintes nas práticas de alfabetização. Entre as atividades do projeto "Carnaval", por exemplo, podemos citar o canto, a interpretação oral das músicas estudadas, o debate oral em sala de aula. Entretanto, observamos que a professora, consciente de sua perda de audição e não tendo adquirido a linguagem gestual, vale-se também de outros recursos metodológicos para intermediar seu projeto de trabalho como alfabetizadora. É o caso, por exemplo, da organização do espaço na sala de aula, de organizações coletivas em grupos diversificados (duplas e rodinhas). E cada aluno recebe uma cópia da atividade, conforme orientação de A. D. R.

(esses recursos serão visualizados na análise das aulas, no capítulo 3).

Nosso interesse no trabalho da alfabetizadora ganha aqui um relevo maior se considerarmos que, nos gestos de escrita da criança, a professora torna-se sua referência primeira. Isso significa que a postura, os movimentos corporais e a entonação no momento da leitura vão repetir-se na criança. Embora A. D. R. mostre preocupação com sua dicção quando chamada a ler em público (como relatou em entrevista recente), isso não acontece em sala de aula e seu trabalho é reconhecido como bem-sucedido, já que é considerada uma professora competente.

Tomando por base os estudos da LA em relação à sala de aula, descrevemos a organização da aula de A. D. R., sua estrutura didático-discursiva e não discursiva, apontando como referências iniciais os pressupostos de pesquisa de Matêncio (2001, p. 161) sobre o estudo da língua materna falada na aula.

Por estrutura didático-discursiva entendemos todas as estratégias didáticas e verbais utilizadas pela professora para organizar sua aula. As estratégias didáticas, tais como o planejamento, foram analisadas na seção anterior. No que se refere às estratégias verbais, neste momento interessa-nos investigar a parte estrutural da interação não discursiva. Concebemos como não discursivos todos os elementos não verbais, gestos, expressões faciais, disposição das carteiras, cartazes etc., os quais interferem no processo de ensino-aprendizagem.

Na prática, isso significa compreender que o desenvolvimento da organização de uma aula faz-se por intermédio de ações didático-discursivas e não discursivas, em que o professor tem em vista o objeto didático, realizando ao mesmo tempo uma estratégia didática de verbalização por meio da comunicação oral (discurso direto/fala) ou não oral – outras ações/outras língua(gen)s. Para isso, A. D. R. apoia-se nas intervenções dos alunos, em termos de conteúdo, do *saber* e do *dizer*, entendendo que as condições institucionais constituem um fator crucial na compreensão de um evento.

Considerando que a finalidade de uma aula é ensinar e aprender, só é possível entender a sala de aula que estamos enfocando – dada a diversidade de estratégias discursivas utilizadas por professora e alunos – baseando-nos na análise das estratégias mobilizadas pela professora. As abordagens e as estratégias de ensino refletem, além de características sócio-históricas do *saber ensinar*, *a subjetividade*. Isso explicaria as chamadas "variações de estilo", que fazem que alguns professores, como A. D. R., "gastem" seu tempo conversando com os alunos antes de dar início às etapas instrumentais de interação, e outros optem por priorizar a interlocução de um ponto de vista estritamente "didático".

Em suma, pode-se dizer que, além da prática de planejar o ensino do conteúdo de uma aula, também exercem influência importante o tipo de gerenciamento do evento, as abordagens e as estratégias didático-discursivas e pedagógicas propostas pelo professor.

Nesse âmbito, os recortes apontados do ponto de vista pedagógico, analisados com base nas ações (didático-discursivas), caracterizam um sistema analítico em que a sala de aula é constituída no quadro das práticas sócio-históricas institucionais de ensino--aprendizagem. No evento didático, é o professor quem gerencia a interlocução de forma assimétrica, à luz dos objetivos didáticos e educativos, em um tempo longo, médio ou curto, tendo como funções principais ser o animador, o informador e o avaliador.

Cabe ressaltar também que estamos concebendo a aula como objeto de investigação complexo. Entendemos a complexidade como um conjunto de circunstâncias ou coisas interdependentes cujo todo não é mera soma dos elementos que constituem as partes, uma vez que cada parte apresenta sua especificidade e, em contato com as outras, modifica-se e modifica o todo. A nosso ver, a complexidade da sala de aula se situa entre a articulação de professores e alunos e as estratégias mobilizadas por eles em determinado tempo e espaço e em uma dimensão interativa.

Segundo entrevista realizada em 4 de maio de 2002 com nossa professora informante, o objetivo do planejamento diário é o seguinte: "Elaboro minhas atividades diárias, sempre preocupada com as necessidades dos alunos de acordo com observações feitas em sala de aula".

Ao utilizar uma forma própria de organizar os conteúdos com base nas dificuldades que vão surgindo no decorrer de suas práticas de ensino, observando a heterogeneidade e as necessidades dos alunos, nossa professora informante se apresenta de modo singular nesse processo de ensino.

Retornando à nossa discussão sobre a aula e partindo dos pressupostos da LA, a aula possui uma estrutura didática e sua organização global é caracterizada por agrupamentos que utilizaremos como objeto analítico.

De acordo com as observações em nossos registros de campo, a rotina da escola e da sala de A. D. R. é a seguinte: após o toque do sinal, os alunos se reúnem no pátio da escola, em frente às salas de aula, fazem uma fila e são conduzidos às salas pelas professoras. Na sala de A. D. R., antes do início das atividades, os alunos são convidados a ajudar na organização das carteiras em semicírculo – reconhecida estratégia de gestão de classe. Antes de iniciar as atividades em sala, a professora pede silêncio olhando de frente para os alunos, que vão se acomodando e se calando aos poucos. Esse ritual da primeira parte da aula parece-nos cumprir mais de uma função: a mais óbvia é permitir que todos tenham contato visual com a professora, que poderá, assim, fazer a leitura labial das falas dos alunos; contudo, serve também para aumentar a concentração dos alunos e facilitar o estabelecimento e a manutenção do controle da turma.

A professora desenvolve as atividades sempre observando o registro do plano diário. Segundo A. D. R., o trabalho com os alunos distribuídos em grupos diversificados possibilita a interação de todos no processo de ensino-aprendizagem. Embora ela esteja sempre atenta às atividades desenvolvidas em sala de aula, observamos momentos de dispersão: muitas vezes os alunos se levantam para perguntar alguma coisa à professora, principalmente quando a atividade é registrada no quadro negro. Contudo, na maioria das vezes as atividades vêm em folhas mimeografadas.

Nossa professora informante usa um plano de aula diário escrito. Nele percebemos os tópicos *conteúdo*, *objetivos* e *estratégias*. *Conteúdo* é a atividade a ser desenvolvida (português, matemática...), *objetivo* é o que se pretende alcançar com o conteúdo a ser estudado, *estratégias* são os recursos utilizados nas atividades para o ensino do conteúdo.

Considerando esses critérios para organização e análise da estrutura das aulas, apresentamos a seguir dados que mostram o desenvolvimento/sequência, ou a forma como nossa informante trabalha o ensino da linguagem escrita (português) em sala de aula, suas estratégias no processo de construção dessa mediação e como os alunos interagem com a professora.

Os exemplos abaixo ilustram a estruturação desse espaço – sala de aula. Apresentamos a seguir os fragmentos da aula específica, na qual observamos como a professora vai construindo a mediação do trabalho na sequência da estrutura da aula.

Registro escrito da sequência estrutural da aula

Preparação

Organização do espaço físico da sala de aula

Ao chegar à escola, a professora cria na sala de aula uma organização do espaço físico específica ao dispor as carteiras em semicírculo para facilitar a leitura labial e a gestão da interação, considerando que esse arranjo integra as estratégias de interação desenvolvidas por ela.

IDENTIDADE E SURDEZ 69

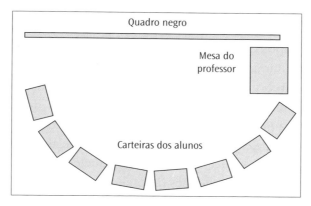

Figura 3 – Arranjo das carteiras

Apresentação das atividades do dia:
aula em que foi trabalhada uma produção de texto

A professora distribui uma gravura mimeografada, conforme figura 4, com um desenho com linhas demarcadas que deverá ser recortado pelos alunos, reorganizado em sequências e colado no caderno.

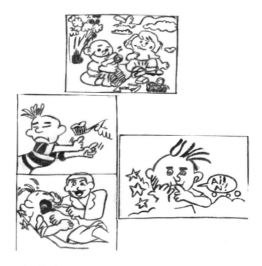

Figura 4 – Distribuição de gravura mimeografada. Etapa de preparação

Organização de alunos em duplas

Assim, após dispor o espaço das carteiras, distribuir as gravuras e solicitar aos alunos que as colem no caderno, a professora volta a reorganizar os alunos, dessa vez em duplas, para o trabalho com grupos diversificados. O objetivo do trabalho com esses grupos, segundo A. D. R., "é colocar os alunos mais adiantados (aqueles que sobressaiam mais em relação às atividades de expressão oral e escrita) com aqueles que eram mais lentos em relação às atividades de oralidade e escrita. O propósito da atividade é trabalhar respostas pessoais, vivências diárias dos alunos, estimular a expressão escrita e desenvolver as práticas interativas entre os participantes, sob o ponto de vista do ensino da escrita".

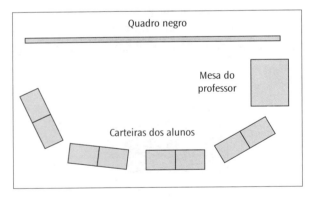

Figura 5 – Arranjo das carteiras

As observações sobre os critérios de organização do ambiente físico na sala de aula se relacionam também a uma característica que está ligada à proposta de trabalho de A. D. R., conforme depoimento: "Gosto de trabalhar assim... Os meninos aprendem mais e também não fazem tanta bagunça. Assim eu posso sempre ver quem trabalha mais e dar mais atenção..."

Suas afirmações são também baseadas no controle da disciplina e na preocupação em manter a relação de gerenciamento nas aulas. Por exemplo: ao dividir a sala em duplas para realizar as atividades solicitadas, ela sempre fazia alterações entre os alunos, ou seja, o grupo de trabalho nunca era o mesmo do dia anterior. O discurso da professora indica a importância que ela dá à interação como elemento constitutivo da aprendizagem. A. D. R. fundamenta seu trabalho na pesquisa de Ferreiro (1984), que trata da psicogênese da escrita, e cita o trabalho da autora ao mencionar que gosta de colocar alunos mais adiantados com os mais lentos. Suas justificativas são baseadas na proposta de trabalho em pequenos grupos e também no controle da disciplina.

Finalmente, podemos supor que a estratégia de compartilhar com o grupo dúvidas e questões dos alunos cria oportunidades de aprendizagem entre eles e evidencia o papel da interação com o outro no processo de aprendizagem.

A organização da aula na interação

Na organização da aula de nossa professora informante, percebem-se etapas divididas em sequências e tarefas de aula consideradas atividades didáticas. Nesse sentido, a construção temática da aula, a organização lógica dos conteúdos, é definida pela articulação proposta entre a disciplina escolar e as articulações entre o trabalho da professora; ou seja, as interações verbais, as dimensões funcional e temática não podem ser estudadas separadamente.

Estrutura das aulas de A. D. R.

Conforme mencionamos anteriormente, A. D. R. destaca como uma de suas práticas de ensino uma sequência didático-discursiva que apontamos, a seguir, em sua práxis de sala de aula.

De acordo com relato de A. D. R., seu planejamento "não se reduz a criar rotinas diárias, mas é uma atividade conjunta de criar condições para aproveitar os movimentos dinâmicos participativos em sala de aula". Foi possível observar que as atividades do plano diário da professora, além de fazer parte do projeto de trabalho, conforme já relatamos, estão vinculadas às disciplinas do currículo das séries iniciais do ensino fundamental da Secretaria da Educação de Minas Gerais. Essas atividades abrangem: exercícios mimeografados, exercícios de escrita e leitura de livros didáticos, textos informativos, confecção de material em sala de aula, sempre com sugestão de atividades de pesquisa e tarefas "para casa".

Com isso, professora e alunos vão se constituindo na relação mediada de ensino-aprendizagem, pois, no momento em que ela procura atuar de forma dinâmica com os conteúdos e com os sistemas sígnicos que transportam esse conteúdo, o trabalho pedagógico cria estratégias de aprendizagem que levam ao desenvolvimento.

Preparação

Caracteriza-se como o início da aula o momento em que a professora começa a preparar as atividades didáticas e a forma de comunicar-se e interagir com seus alunos. Nessa aula, podemos dizer que, na etapa da preparação, A. D. R. fez a apresentação das atividades do dia, ou seja, a abertura nuclear do tema e os objetivos didáticos. Tema: a produção de texto (gravura mimeografada – um desenho a ser recortado, formando sequências para compor a figura; disposição em círculo das carteiras; organização em duplas de alunos com o intuito de trabalhar com grupos diversificados).

Desenvolvimento das atividades

Nessa etapa, o desenvolvimento está ligado às atividades didáticas, (re)direcionando-o sempre ao objetivo da tarefa, à temática da aula.

T(1) PROFESSORA	Hoje nós vamos fazer um texto (+) na aula anterior discutimos sobre a importância de : : escovar os dentes / quem se lembra?
T(2) RONEY	Eu :: professora
T(3) PROFESSORA	Vou distribuir uma gravura (+) gravura vocês vão recortar :: colocar as partes em ordem e depois colar (+) mas atenção (+) qual a parte que vem primeiro? (+) (+) e a segunda (+) (+) e a terceira (+) (+) ((só depois de distribuir as gravuras que a professora coloca os alunos em dupla)) Agora vocês podem começar (+) (+)
T(4) PESQUISADORA	((nesse momento os alunos conversam entre duplas e muitas vezes com os colegas do lado, há inicialmente um pequeno tumulto de vozes))
T(5) RONEY	Posso colocar nome na menina? Esse homem (+) é dentista? (+) (+)
T(6) ANA PAULA	E no menino? Esse homem é dentista? (+) (+)

Nessa etapa do desenvolvimento, podemos observar que o tema da tarefa (produção textual) se transforma em atividade didática e o assunto é discutido por todos os alunos durante a aula. As atividades passam a ser: observar a gravura, recortar, colocar em sequências, colar cf. T1, T2 e T3. Nota-se que a professora introduz já uma "leitura" que organiza os elementos da gravura, preparando uma posterior leitura do escrito.

O grau de abrangência do tema é sempre controlado pela professora, com a preocupação de manter uma hierarquização tópica da aula, utilizando informações para a adequada contextualização e interpretação da situação. Assim, A. D. R. utiliza recursos não verbais, como a adequação das carteiras, e verbais, quando solicita a participação dos alunos nos trabalhos em grupo. Ela permite o questionamento dos alunos por meio de perguntas, cf. T5 e T6, promovendo a construção interativa em sala de aula. Entretanto, percebe-se no desenvolvimento das atividades T5 e T6 uma tarefa discursiva em que não ocorre a mediação. O T5 e o T6 evidenciam uma sobreposição de vozes dos alunos em relação à tarefa solicitada, cf. T1, não havendo intervenção da professora nas respostas particulares dos alunos. Essas considerações nos fazem perceber que, nesse momento, a professora não interage com os alunos porque não nota a conversa paralela ou as ações deles no desenvolvimento das atividades. Dessa forma, há sim uma mudança de turno e uma preocupação em dar sequência às atividades. Além disso, no T1, a professora toma o tópico de interesse do texto – a importância de escovar os dentes –, recuperando o discurso inicial, sempre (re) direcionando o objeto, isto é, nesse momento a retomada funciona com estratégias explicativas. Pode-se entender que as atividades didático-discursivas produzem efeitos do ponto de vista terminológico ou conceitual.

Quanto ao desenvolvimento linear dos tópicos da aula, verificamos a abrangência em relação ao desenrolar da tarefa. Para atingir seus objetivos, a professora procura manter uma organização sequencial dos tópicos de abertura, apontando o próximo e fechando o precedente.

Nessa etapa, o aluno vai exercitar a tarefa sobre a temática do dia e a professora vai trabalhar a mediação de ensino-aprendizagem. Mediando a atividade intelectual das crianças, ela atuava instruindo, orientando a atenção das crianças na elaboração da tarefa. No trecho abaixo, podemos verificar a abrangência e a solicitação da produção da tarefa em relação aos objetivos propostos.

T(7)	PROFESSORA	Observem o desenho (+) ontem eu estudei com vocês (+) (+) agora que vocês terminaram de colar o desenho (+) (+) vamos escrever a história (+) atenção nos personagens:: qual a parte que vem primeiro? (+) e o segundo:: e o terceiro (+) ontem eu estudei com vocês (+) mas não esqueçam do que eu expliquei ontem

Na etapa de desenvolvimento, A. D. R. costuma solicitar a produção de textos oralmente, desenvolver o hábito de ouvir com respeito e atenção dos colegas, ressaltar a importância da expressão escrita por meio do uso correto das palavras e do sentido do texto e do reconhecimento do tema já estudado anteriormente. Abaixo, segue outro exemplo:

T(20)	PROFESSORA	então vamos prestar atenção na história de cada um (+) vou marcar duplas (+) dupla 1, 2, vocês vão ler a história que estava fazendo depois eu corrijo no caderno (+) ah... vamos ver (+) quem vai ler primeiro (+) dupla 1.

No registro a seguir, a professora dialoga com os alunos, lançando mão de diversas língua(gen)s discursivas e não discursivas, cf. turno 8, 9 e 10, para se fazer entender na construção de mediação da aula. As crianças, ao realizarem a tarefa proposta, interagem conversando, discutindo e construindo uma interação aluno/aluno/professora/aluno. Eles trocam ideias e (re)significam a tarefa.

T(8)	PROFESSORA	é importante escovar os dentes, porque senão dá um bichinho uma bactéria que estraga os dentes (+) olhe o desenho ((a professora mostra novamente a gravura distribuída aos alunos))

(continua)

(continuação)

| T(9) | ALUNO S.P.D. | eles estão comendo chocolate e eu vou colocar nome na menina e no menino ((o aluno falava baixinho)) |

Prosseguindo nossa análise da aula, verificamos um momento em que a falta de audição de A. D. R. se torna explícita nos turnos 9 e 10. Nesse caso, T(9), só é possível perceber a atitude do aluno em nosso material de campo videogravado. Enquanto a professora ia de carteira em carteira para que cada aluno explicasse a gravura, outros se levantavam para lhe pedir a mesma atenção. Diante dessas observações feitas em vários momentos das aulas de A. D. R., entendemos que levantar e tocar atuam também como a voz dos alunos no processo de interação, e ainda que a expressão facial de A. D. R., como o sorriso, é a voz da professora. O envolvimento entre a professora e os alunos é construído no diálogo constante na mediação de execução da tarefa.

| T(9) | | ((vários alunos falam ao mesmo tempo)) .. quando a professora virava de costas, eles levantavam da carteira e a tocavam para obter respostas; ela ficava de frente para o aluno, respondendo sempre com um sorriso nos lábios... |
| T(10) | PROFESSORA | a professora não repreendia os alunos quando se levantavam, apenas dizia fiquem sentados na carteira (+) ((ao dizer isso, ela sempre tinha a preocupação de virar de frente para o aluno)). |

Essas proposições implicam um redirecionamento em nossas reflexões sobre estar e fazer parte de um espaço que a todo momento exige recursos semióticos como meios de interagir com outros sujeitos.

T(15), T(27) E T(3)		quando A. D. R. retoma o tópico da aula várias vezes.
T(15)	PROFESSORA	terminaram? (+) (+)
T(27)	PROFESSORA	Olha pra minha boca (+) veja (+) como eu falo (+) es: : co : : VAR (+) repita por favor (+) depois escreva no quadro (+)
T(2)	PROFESSORA	vamos escrever a história (+)

Essa sequência evidencia as atividades discursivas que funcionam como estratégias locais de gerenciamento da aula. Ela focaliza as estratégias que demonstram tentativas de ajuste na dimensão acadêmica da interação e podem ser entendidas como atividades de redimensionamento do foco discursivo na referenciação do objeto de ensino-aprendizagem.

Importa observar que as estratégias envolvidas na organização local da aula também permitem que se levantem hipóteses sobre o processo de ensino-aprendizagem, tal como ele se materializa na coconstrução da aula.

Conclusão da tarefa

Essa etapa é o momento em que os objetivos são checados pela avaliação das tarefas, verificando se foram atingidas as metas propostas. Nas aulas de produção de texto, A. D. R. costuma concluir a tarefa da seguinte maneira: avalia a organização do pensamento do aluno, T(22); julga o modo de o aluno se expressar, T(23); avalia a produção escrita do texto e conclui a tarefa escrita, T(33); aprecia o conhecimento prévio do aluno acerca de determinados temas por meio da expressão oral, T(36), T(37) e T(39).

Os exemplos a seguir explicitam os objetivos de A. D. R., descritos acima:

T(22)	PROFESSORA	muito bem (+) vamos ouvir a dupla 2 (+)
T(23)	DM, AM	O menino Pintão (+) Um dia Gabriela e Marcos foram ao parque Chegando la chegando eles comeram chocolate pirulito e muita bala (+) Ao chegar em sua casa sua mãe pediu para Marcos escovasse os dentes Eles não diz (+) Marcos foi ao dentista Ele chora muito (+)
T(33)	PROFESSORA	agora nós vamos escrever novamente o texto que eu corrigir no caderno de vocês no caderno de vocês (+) mas prestem atenção nos erros
T(36)	PROFESSORA	((a professora olha para o relógio)). Guarde o material (+) vamos fazer a avaliação da aula de hoje (+) o que vocês acharam da aula de hoje?
T(37)	R.	eu gostei muito : aprendi que é preciso escovar os dentes (+)
T(38)	J.	eu aprendi que é preciso escovar com fio dental

Podemos observar, nesse exemplo, um mecanismo típico utilizado em aulas de alfabetização: o monitoramento do repertório linguístico, que dá origem à variação do estilo relacionado à natureza do evento de comunicação realizado. Nos eventos de leitura e escrita, o professor passa intuitivamente a monitorar sua linguagem, mediada nesses momentos por um texto escrito. Nesse fragmento, A. D. R. utiliza práticas discursivas específicas da linguagem oral, cf. T(2), T(15) e T(27), que foi constituída como parte de sua formação profissional/método fônico (entrevista no Caderno de campo, 2002).

Na realidade, ao monitorar o evento usando diversas estratégias que podem ser discursivas e *não discursivas*, o professor revela interesses e consequências pedagógicas interessantes. No caso de A. D. R., essa via é ancorada em sua constituição como mediadora de ensino, uma vez que, por meio de padrões razoavelmente sistemáticos de monitoramento da linguagem e da escrita, espera-se que os alunos desenvolvam hábitos linguísticos para as práticas e os eventos de letramento.

Entretanto, ao trazer à sala de aula apenas uma folha mimeografada para trabalhar o texto escrito, a professora informante se valeu de um recurso não muito próximo do objetivo proposto em seu plano diário. Por que estamos dizendo isso? Porque, de acordo com o plano, o ideal seria promover antes uma visita ao local em que se pode encontrar o objeto enfatizado – nesse caso, o consultório de um dentista, por exemplo, integrando o objeto à tarefa.

Os turnos T(2), T(3), T(4), T(5), T(6), T(7), T(8), T(9), T(10), T(11) e T(12) mostram a aplicação de outros recursos: houve um deslocamento do eixo da fala e da forma escrita, utilizadas no registro formal, para o português que usamos a fim de entender o contexto, num registro informal (ver casos apontados anteriormente). Outro exemplo significativo de uma das atividades nesse fragmento de aula é a reescrita dos textos produzidos pelos alunos após avaliação particular, com incentivos positivos escritos em cada redação.

Vejamos um exemplo da correção no caderno dos alunos para a reescrita da tarefa. O fragmento a seguir se refere ao início das atividades do dia, quando A. D. R. corrige-as individualmente. Em seguida, ela pede que os alunos façam a reescrita após o término das tarefas diárias.

Outra prática significativa de nossa professora informante como mediadora de ensino foi percebida quando todos, alunos e professora, avaliaram as atividades do dia, possibilitando a construção de um conhecimento crítico por meio das (re)significações das atividades/ações diárias. Além disso, essas práticas permitem que a cultura popular de professores e alunos penetre em sala de aula e conviva com a cultura formal da escola.

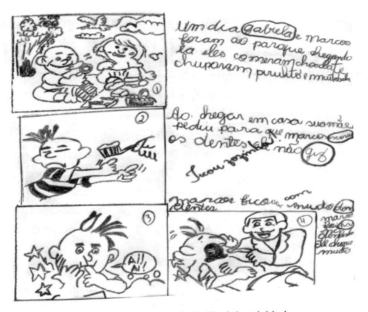

Figura 6 – Correção individual da atividade

A estratégia de corrigir o exercício "para casa" colocando uma mensagem (conforme exemplo – "Ficou fofinha") é parte rotineira das atividades da turma, constituindo um momento de interação. O envolvimento da professora nesse processo faz que os alunos esperem que suas atividades sejam cotidianamente compartilhadas.

De acordo com a estrutura dessa aula, detalhamos as fontes de referência da professora informante para descrever seu papel de mediadora de práticas de ensino da escrita em sala de alfabetização e as práticas utilizadas no processo de mediação para o ensino do português, conforme citamos anteriormente.

Considerando seu projeto de trabalho pedagógico um ponto de referência para a elaboração de seu planejamento diário, a professora estabelece critérios para a construção de seu trabalho pedagógico. Quando organiza os conteúdos e as atividades, apresentando os objetivos em tópicos gerais, por exemplo, isso talvez se deva a uma forma de organizar/adaptar seu trabalho de acordo com o contexto interacional. Nesse caso, A. D. R. conta com a participação dos alunos nas diversas atividades previstas em sala de aula, não na definição da estrutura do projeto, mas na discussão de cada uma das fases previstas pela professora. Com base no projeto da escola, A. D. R. propõe um novo plano que revela sua própria maneira de perceber as práticas de mediação no ensino da escrita. Isso pode evidenciar que, para essa professora, o planejamento deve ser um procedimento didático e dinâmico, sempre aberto a modificações.

Vejamos, a seguir, como a organização estrutural da aula interfere nas práticas de ensino de nossa informante.

A organização estrutural da aula na interação e suas derivações

Para observar a organização da estrutura da aula e suas derivações, ou seja, o modo como a professora e os alunos se comunicam por intermédio da fala, de gestos e de outros recursos, construindo uma identidade no espaço sala de aula, tomamos como base algumas categorias de Análise da Conversação (AC) (Marcuschi, 2000). Partimos desses princípios, levando em conta que, nesta seção, nosso intuito é descrever a produção do discurso entre os sujeitos, nas trocas de linguagem entre professor e aluno, buscando justificar as interações verbais que fazem parte de nosso *corpus*. Em outras palavras, tentamos apontar a relevância dos detalhes conversacionais – que aparecem nas transcrições – em sua vinculação situacional a um dado contexto real que é a sala de aula. Nosso interesse é descrever as situações de linguagem oral que são construídas nesse processo para que haja uma interação, baseando-nos nas perguntas/respostas de professor/alunos, embora estejamos cientes de que uma aula não é uma conversação. Nesse sentido, a conversação possui como característica central *perguntas* e *respostas*, ou então *asserções* e *réplicas*. As questões básicas da conversação são constituídas por interação entre no mínimo dois falantes, ocorrência de pelo menos uma troca de falantes, presença de uma sequência de ações coordenadas, execução em uma identidade temporal e envolvimento numa interação centrada.

No contexto da sala de aula, a situação é outra. O quadro de interação é definido por situações de ensino que envolvem professor e alunos em uma relação essencialmente assimétrica e orientada para uma finalidade preestabelecida. A posição superior confere ao professor a responsabilidade de iniciar as diferentes etapas da aula, receber seus alunos, determinar o que será feito, solicitar, perguntar, avaliar, repreender.

Há na aula uma interação oral, como na conversação, mas, repetimos, a aula não é uma conversação. No entanto, apesar dessas diferenças, as categorias da AC nos serviram para melhor compreender a estrutura da aula em questão, conforme já explicitamos anteriormente.

A noção de realização é central: ela permite dar conta das ações, mas também dos fatos, dos acontecimentos, das representações, como sendo realizadas graças à concretização de procedimentos cuja característica mais marcante é se auto-organizar (momento da conversa). Os procedimentos são ordenados, e essa ordem não é assegurada pela interiorização de valores e hábitos, mas pela execução mútua dos atores em relação ao contexto e à ação. Tornando disponível, acessível e descritível sua ação a seu interlocutor, o locutor adota uma inteligibilidade que permitirá ao locutor seguinte ajustar-se ao contexto e modificar ou elaborar o sentido e a ele responder.

Essa abordagem é interessante em especial para estudar as dinâmicas temáticas na interação verbal, já que estas não são, na maior parte do tempo, previsíveis. Os tópicos surgem e transformam-se constantemente; não são abandonados, e sim retomados, negociados, mantidos, defendidos, disputados etc. Diante disso, é importante analisar as atividades temáticas dos locutores e seus procedimentos, sabendo que os movimentos de todos os interlocutores estão interligados, que se trata de uma atividade coletiva e interativa dos participantes.

Segundo Mondada (2001, p. 12), nos turnos de fala, os locutores enfrentam dois tipos de problemas práticos: a sobreposição de vozes e os silêncios. Entretanto, eles podem ser resolvidos graças a dois tipos de procedimento: de um lado, as técnicas de atribuição das palavras; de outro, os métodos de atribuição possível, em que a alternância pode ocorrer. Em relação ao primeiro, podem-se distinguir procedimentos de autosseleção, em que um locutor toma a fala e se atribui a vez, e procedimentos de heterosseleção, em que o locutor seguinte é designado por aquele que tem a fala.

Nessa análise, encontramos a configuração temática e os procedimentos de gestão do tópico. Existem, assim, dois tipos de configuração: tópicos planejados e tópicos improvisados. Os primeiros são aqueles previstos na conversação. Neles, a indexação das atividades torna-se impossível e uma determinação literal por parte da descrição da ação postulada permite ao analista levantar a questão sobre a maneira como se dá a adequação da ação, a instrução no local pelos participantes. Nos tópicos improvisados, em geral, os locutores não se reúnem para uma conversa comum, espontânea, com conteúdo temático definido, e a conversação se caracteriza pela importância que assume a temática local. Por exemplo: horário das refeições, em que as pessoas misturam questões temáticas (alguns tópicos se desenvolvem progressivamente, outros não).

Outra questão interessante a observar é que existem procedimentos colaborativos na construção dos tópicos, ou seja, um objeto de discurso não pertence, com efeito, a um único locutor. Uma vez introduzido, ele é absorvido por todos os participantes. As interjeições dos locutores intervêm de diferentes maneiras em seu desenvolvimento e sua configuração, mesmo quando eles se limitam a acompanhar a formulação por meio de sinais de concordância e até de avaliação e comentários. Além disso, podem intervir de maneira radical, colaborando para o estabelecimento de seus contornos mais rígidos.

Na organização sequencial dos tópicos, a análise deve concentrar-se nos procedimentos pelos quais os participantes estruturam suas atividades de maneira contextualizada.

É possível notar o caráter dinâmico e localizado dos objetos de discurso na interação verbal. Essa atenção particular nos convida a analisar menos os conteúdos semânticos dos objetos dos discursos e mais os procedimentos utilizados pelos participantes para elaborar, de forma interativa, seus tópicos. Essa abordagem de procedimentos insiste, portanto, nas atividades de linguagem dos participantes que agem e interpretam ao mesmo tempo sua ação, fornecendo-lhe sua inteligibilidade e seu sentido, à medida que se organizam coletivamente, pois os tópicos são antes de tudo definidos pelos interlocutores.

Nessa dinâmica, e para organizar a interação, os participantes fazem uso dos recursos da gramática que utilizam para todos os fins práticos, fabricando-os de forma contextualizada e explorando neles as propriedades típicas, porém fazendo emergir outros princípios de ordem, de maneira localizada, contingente e ligada à ação.

Dessa forma, a abordagem dos tópicos repousa sobre uma tripla preocupação analítica: a organização sequencial da interação, a configuração emergente da gramática e os procedimentos de referenciação entendidos como a elaboração de versões públicas do mundo.

Destacamos, sobretudo, a estrutura do ambiente linguístico da sala de aula, especialmente a de nossa professora informante, pois o ensino é praticamente inconcebível sem a linguagem no processo de interação. Nela, o individual e o social estão em contínua articulação; e os sujeitos, em constante processo de negociação. Ao situar o presente estudo no âmbito da LA, pretendemos manter a especificidade, o novo e o complexo como elementos constituintes do objeto selecionado.

A língua(gem) que se realiza em sala de aula, por intermédio das interações orais envolvendo o processo de ensino-aprendizagem, é uma das mais importantes manifestações linguísticas da produção do discurso na instituição escolar. Diferindo de outros discursos realizados na escola – por exemplo, a conversa entre professores, entre diretores, entre alunos –, a interação discursiva entre professor e aluno tem sua importância determinada pelo fato de que é por meio dessa produção que se realiza um dos objetivos principais da escola: o processo de ensino-aprendizagem.

A análise de conversação (AC) é outra tentativa de responder a questões que dizem respeito ao modo como se dá a interlocução: como as pessoas se entendem ao conversar? Como sabem que estão se entendendo? Como sabem que estão agindo coordenada e cooperativamente? Como usam seus conhecimentos linguísticos e outros para obter condições adequadas à compreensão mútua? Como criam, desenvolvem e resolvem conflitos interacionais? Essas colocações nos remetem ao caráter da sala de aula, na qual a interlocução se caracteriza por construir oralmente em torno da professora (de um lado) e da turma/dos alunos como um todo (de outro) um polo de interlocução.

No entanto, a interlocução que se realiza oralmente entre professor e aluno é aquela produzida sob o regime das condições organizadas na *instância da aula*, conforme apontamos a seguir.

A língua/linguagem oral de A. D. R. e a interação em sala de aula

Considerando a estrutura da aula de A. D. R., levantamos as questões seguintes: Quem é o detentor dos turnos em sala de aula e qual a forma de conduzir a aula? A quem pertencem os maiores turnos na conversação (discurso)? Como a professora organiza os turnos? O que os alunos falam tem que ver com a temática da aula? Como são criadas as situações discursivas referenciais?

Parece-nos certo, levando em conta os referenciais básicos, que em toda conversação existe um contexto, uma situação em que os participantes estão engajados. Portanto, pode-se supor que, além de uma série de elementos abstratos (formais), ela inclui elementos engajados e particularidades locais. Dessa forma, Sacks, Schegloff e Jefferson (S/S/J, 1974) montaram um modelo elementar para conversação, baseado no sistema de *tomada de turno*[1] em interações espontâneas, informais, causais, sem hierarquia de falantes, tendo como regra básica: *fala um de cada vez*.

Em geral, a tomada de turno pode ser vista como elemento básico para a organização estrutural da conversação. Assim, nesta obra, os procedimentos pelos quais os participantes estruturam suas atividades de maneira contextualizada constituem nosso foco de trabalho.

A regra geral para a tomada de turno é:

A: fala e para;
B: toma a palavra, fala e para;
A: retoma a palavra, fala e para;
B: volta a falar e para.

---

1. Tomada de turno: operação básica da conversação. Turno: aquilo que um falante faz, ou diz, enquanto tem a palavra, incluindo aí a possibilidade do silêncio.

O esquema sugerido pelos autores apresenta uma sequência linear. Porém, tal esquema é violado, uma vez que em uma conversação ocorrem pausas, hesitações e interrupções. Diante do modelo S/S/J (1974), observamos que todas as suas características têm que ver com as estratégias de organização dos turnos que tomam por base uma hierarquia.

O modelo S/S/J (1974) apresenta duas técnicas:

Técnica 1: O falante corrente escolhe o próximo falante, e este toma a palavra iniciando o turno seguinte.

Técnica 2: O falante corrente escolhe, para, e o próximo falante obtém o turno pela autoescolha.

As duas regras básicas para a operação dessas técnicas são:

Regra 1: Para cada turno, a primeira troca de falantes pode ocorrer se:

1a – o falante corrente escolhe o próximo falante pela técnica 1;
1b – o falante corrente não usa a técnica 1; então, qualquer participante da conversação pode se autoescolher;
1c – o falante corrente não escolhe o próximo, e nenhum outro falante se autoescolhe; então, o falante corrente pode prosseguir falando.

Regra 2: Se no primeiro lugar relevante não ocorrem nem (1a) nem (1b), mas se dá (1c) – caso em que o falante corrente prossegue –, então as regras (1a), (1b) e (1c) se reaplicam no próximo primeiro lugar relevante para a transição. Caso esta não ocorra, o procedimento se reaplica, recursivamente, até que ela se opere.

Quando lidamos com as trocas e tomadas de turno na conversação, podemos dizer que temos aí um universo cultural; no entanto, a operacionalização desse sistema é difícil, além de ele não ser o único organizador da conversação.

Outras questões interessantes são a extensão do turno e a progressão temática, regidas por outras regras que não as tomadas de turno. Por exemplo: o número dos participantes em si não influencia no desenvolvimento do processo, mas, no caso de haver mais de quatro falantes, pode ocorrer o *cisma*, ocasionando conversas paralelas.

A definição clara do que seja lugar relevante para a tomada de turno é um sério problema para a AC porque exige que se entenda quando um falante pretendente ao próximo turno pode perceber quando o falante completou sua fala. Embora haja alguns marcadores relevantes, eles não são absolutos. Por exemplo: a conclusão de um enunciado, a entonação baixa da voz, o olhar fixo por alguns instantes, a pausa, a hesitação. Dessa forma, é comum que as trocas se deem após conjunções como "e", "mas", "aí", "então".

Na aula sobre produção de textos, verificamos que a aula de A. D. R. apresentou *46* turnos: *22* turnos da professora e *24* turnos dos alunos. Nesse sentido, é interessante apontar que A. D. R. utiliza o discurso oral de forma bastante significativa, recurso importante na estruturação da aula e uma estratégia muito usada nas aulas de alfabetização, prática de ensino favorável para o desenvolvimento da aprendizagem.

Analisando a dinâmica da linguagem, ela constrói com os alunos a participação conjunta no processo de ensino-aprendizagem. A estrutura da aula em relação à conversação revela sob outra ótica a relação assimétrica e de poder existente na estrutura da aula *saber-não saber* e *poder-não poder*. O fato de a professora não se mostrar autoritária cria a ilusão de uma simetria adequada à criação conjunta.

Antes de dar início à atividade do dia, A. D. R. relembra aos alunos a importância do que aprenderam na aula anterior.

Em relação ao maior tempo de conversação, ou seja, o tempo maior dos turnos, ela se empenha em trazer informações sobre o tema [cf. T(7)] e em focalizar o objetivo da dinâmica que envolve o ensino-aprendizagem da aula em questão. Outro fragmento mostra a aula de A. D. R. e pontua a questão da simultaneidade das falas T(18) e T(19), explicitando a ação da professora com T(20) por meio do mecanismo reparador "então", dinamizando o *continuum* da conversação.

Na verdade, temos um turno de sobreposição de vozes em andamento, permeado pela ação da professora, que monitora o turno seguinte com a hesitação "ah..."

Assim como a tomada de turno é um momento organizador da estrutura da aula, as pausas, os silêncios e as hesitações constituem locais importantes para a transição de um turno ao outro. No caso da estrutura da aula, explicada acima, a *pausa* é uma mostra significativa de como a professora vai conduzir a tarefa.

Observemos o exemplo do contexto da aula de A. D. R.:

T(31)	PROFESSORA	Tá certo? (+)
A(32)	R.	não é s : : é es

Nesse exemplo, os mecanismos reparadores são claros em relação à conversação, uma vez que se encaixam em uma primeira hipótese lançada pela professora, desencadeando uma resposta do aluno que, por sua vez, desencadeia uma nova questão.

As análises das aulas que virão a seguir contribuíram para situar melhor as questões analisadas e as atividades discursivas e não discursivas em toda a estrutura de participação das aulas.

3

As estratégias de ensino da professora no processo de ensino-aprendizagem

A língua(gem) é certamente um objeto difícil de circunscrever, e os parênteses que ampliam o campo restrito à língua permitem incluir elementos que surgem nos processos (ações) interacionais: por um lado, é a língua portuguesa oral a matéria que serve de base ao processo de alfabetização que se constrói na sala de aula; por outro, importam os alunos, os falantes, e é nessa fronteira que se dá a mediação de nossa professora informante.

O termo *estratégia* pode ser empregado em diferentes acepções (nos dicionários, vai de *estratagema* a *arte de explorar condições favoráveis* e chega até a *tática*, no sentido militar do termo). Utilizamos o termo *estratégia* no sentido de "'caminho' a seguir para facilitar a passagem dos alunos da situação em que se encontram até alcançarem os objetivos fixados, [...] no seu desenvolvimento individual como pessoa humana e como agente transformador da sociedade" (Bordenave e Pereira, 1998, p. 83). Nessa definição, dois conceitos são essenciais: experiências de aprendizagem e atividades de ensino-aprendizagem. Para realizar seus objetivos, o professor precisa conseguir que os alunos se exponham ou vivam certas experiências capazes de neles induzir as mudanças desejadas.

Nosso estudo se concentra na análise da mediação e das estratégias que constituem os recursos empregados pelos interlocutores para que haja a interação. Nesse sentido, utilizamos o termo de forma abrangente para incluir todos os fenômenos que envolvem os aspectos dialógicos (discursos verbais e não verbais) tanto na fala como na escrita, evidenciando a mediação.

Assim, a palavra é um veículo essencial na mediação e projeta aquilo que é relevante em dado grupo social, visto que destaca aquilo que é significativo e foi construído ao longo da história, muda a própria forma de enxergar e, finalmente, permite transformar, criar e recriar por meio de um processo ativo e dinâmico. Nesse sentido, existe uma relação transformadora entre professor e alunos em situações do cotidiano escolar, uma dinâmica entre o conhecer e o (re)conhecer.

A perda da audição levou A. D. R. a adquirir novas representações sensoriais e, consequentemente, sociais – condições que retratam parte de sua história. Depoimentos sobre a atuação da professora (como o da supervisora da escola: "Ela é a melhor professora que temos na escola. Inclusive ela dá reforço para mais dois alunos de outras professoras que não conseguem aprender") fazem-nos considerar que existe uma ressignificação em seu processo de formação profissional. Sem dúvida, ter se tornado surda adquiriu total relevância na formação de sua identidade social e em sua formação profissional, conforme pontuaremos nas análises de desenvolvimento de suas aulas.

Revendo A. D. R. e seus modos de conceber a surdez na interação

Ao perder a audição precocemente, A. D. R. teve de se constituir como surda e lidar com sua surdez. Tendo como língua materna o português e convivendo apenas com ouvintes, tornou-se uma pessoa com todo o referencial da linguagem oral, recusando-se a aprender a língua de sinais, condição necessária de interação para a grande maioria de crianças ouvintes que se tornam surdas.

Para focalizar os processos relativos à linguagem, à surdez e à educação, torna-se necessário assumir que essas questões devem ser examinadas com base em novos modos de conceber o acontecimento da linguagem, sua força criativa, os processos humanos, o discurso e os modos de significar a constituição dos sujeitos na formação de sua subjetividade. Para ilustrar melhor nossa posição, podemos retomar a questão inicial: como A. D. R., uma professora surda, se constrói como interlocutora de seus alunos ouvintes em sala de aula?

A história de A. D. R. é reconstruída neste livro partindo de relatos pessoais, de relatos de sua mãe, colegas, alunos, famílias de alunos. É sua mãe quem conta que não se lembra como A. D. R. perdeu a audição: "Não posso dizer se foi de forma progressiva ou não, não tenho certeza". Todos na família conversavam com a menina e, quando perceberam que ela não ouvia, não mudaram a rotina familiar: "Nós continuamos conversando com ela... Mesmo depois da perda da audição, ela brincava normalmente como se fosse igual às outras crianças". Embora haja dois outros casos de surdez na família (um irmão e um primo), o diagnóstico permaneceu como "causa desconhecida".

O esquecimento da época em que A. D. R. ficou surda, a dificuldade de perceber essa perda e a manutenção da rotina familiar fazem da surdez um desafio a vencer e uma "opção" de nossa professora. Essa é a opção da maioria das famílias ouvintes, que revelam uma tendência a identificar surdez e privação e a buscar a interação da criança no mundo dos ouvintes.

Essa escolha, entretanto, não representa apenas a opção por uma língua. Os conflitos apontados refletem as dificuldades interativas e de identidade quando uma família ouvinte tem um filho surdo, ou quando seu filho se torna surdo, mesmo os que já adquiriram uma língua oral, como é o caso de A. D. R.

Embora a mãe dela não se lembre de como foi o processo de perda da audição, vale ressaltar que essa perda é um dos distúrbios sensoriais humanos mais comuns, podendo se manifestar em qualquer faixa etária, como resultado de causas genéticas ou de fatores ambientais.

Segundo dados da Organização Mundial de Saúde (OMS), 10% da população mundial apresenta algum tipo de problema auditivo, devendo, portanto, existir cerca de 16 milhões de deficientes auditivos no Brasil, sendo 35 mil portadores de surdez profunda.

A condição da falta de audição, quase sempre marcante, várias vezes protelada nas discussões sobre a surdez, gera efeitos na formação da pessoa, produzindo histórias diferenciadas. Contudo, é importante enfatizar que certas concepções de linguagem destacam sua condição de acontecimento, dialogia, força de reprodução e de transformação criativa, atividade que constitui os processos humanos, sem a qual não há encontros entre sujeitos nem formação da subjetividade, de modo a significar a cultura etc. Apesar dessas diferentes ênfases conceituais, a linguagem assim concebida demanda não apenas um reconhecimento ou uma reiteração de sua importância, mas uma posição de centralidade também, e sobretudo, no campo dos estudos da surdez.

A língua(gem) proporciona condições para o desenvolvimento cognitivo, tanto por sua limitação, na ressignificação do mundo, como também pela flexibilidade da interação. Quanto à interação, é necessário buscar conhecimentos sobre a constituição social diferenciada no caso da surdez, revendo o que é explícito na família, na escola e no convívio social, estabelecendo parâmetros culturais que lhes sejam correspondentes.

Tendo em vista que os processos de interação se dão por meio da língua(gem), a qualidade da experiência de um sujeito depende de como a sociedade concebe a importância e o lugar da língua(gem) nos processos de mediação. Com isso, estamos considerando a linguagem como reprodução, como transformação social e como uma forma de construção do conhecimento. A língua se manifesta como um conjunto de práticas sociointerativas. Isso permite concluir que a constituição de nossos enquadres cognitivos (espaços mentais, modelos, esquemas) não vem de uma simples exterioridade sócio-histórica, mas de nossa relação de continuidade entre sociedade e cognição, ou seja, de um crivo sociocognitivo.

As análises sobre esse tema tomam como referência uma matriz que abrange perspectivas históricas, culturais, sociais e genéticas. Nela, a constituição do sujeito, a significação de si e o reconhecimento da própria imagem se configuram como processos de gênese e caráter sociais. A produção de significação quanto ao mundo, à cultura e a si próprio é necessariamente mediada pelo outro, é efeito das relações sociais vivenciadas. Há muitos "outros" – os que nos envolvem nos encontros interpessoais e os que, sem o contato face a face, afetam-nos nas complexas relações com a cultura, marcando nossa formação subjetiva. Nesse sentido, estamos permanentemente afetados pelas relações sociais.

Examinamos esse problema como parte de uma relação mais ampla entre os processos dialógicos e a construção da subjetividade, na consideração específica da professora surda, que foi ouvinte, entre suas experiências de interlocução e os significados que ela elabora de si como sujeito.

Contextualizando a história educacional dos sujeitos surdos

Historicamente, o surdo era visto como um ser sem inteligência e sem possibilidades de desenvolver a fala; daí a expressão *surdo-mudo*, usada até nossos dias. Podemos dizer que, para os ouvintes, o surdo falando Libras está gesticulando, fazendo mímica, pois os olhos dos ouvintes não podem distinguir entre a língua de sinais e meros movimentos de mãos.

A partir do século XVI, começam a se destacar casos de preceptores da nobreza que tentam desenvolver a fala dos surdos como condição necessária à preservação dos direitos da herança. Com base nessa necessidade educacional, algumas experiências pedagógicas isoladas foram responsáveis pela estruturação técnica de trabalhos com sujeitos surdos. O primeiro professor de surdos foi o monge beneditino Pedro Ponce de León (1510--1584), que inventou o alfabeto manual que servia de instrumento de acesso à linguagem escrita. No entanto, a partir do Iluminismo, a condição de uma língua é entendida como uma representação de significado e significante, abrindo espaço para discussões dos filósofos Condillac e Degenerando, que defendia uma linguagem em ação[2]. A disputa era travada em torno da questão da origem das ideias: inatas ou de origem sensorial. Essa segunda posição é defendida por Condillac, para quem a linguagem articulada possuía sua origem nas impressões causadas no espírito pelos objetos e a língua teria sido estruturada entre os homens em sua escolha sonora por meio dos signos,

---

2. Linguagem em ação – considerada na filogênese como o momento em que ocorreu a construção dos primeiros signos. Sobre a origem dos sinais instituídos, ver "Discurso sobre a origem da desigualdade", de Jean-Jacques Rousseau (parte I). Cf. site: http://www.culturabrasil.pro.br/dadesigualdaderousseau.htm (acesso em abril de 2006).

que permitiam convencioná-la institucionalmente. Considerava ainda que a fala e os gestos (sinais) usados por surdos permitiriam o desenvolvimento do pensamento, ou seja, as propostas gestuais favoreciam o ensino dos surdos. Degenerando, por sua vez, argumentava que a *linguagem em ação* era rudimentar e insistia em que os gestos usados pelos surdos eram pobres de significação e permaneciam presos às ideias sensíveis. Essa defesa fundamentava sua crença nas propostas oralistas.

No final do século XVI, passa a vigorar a prática de confinamento daqueles considerados indesejáveis à sociedade. Primeiro, confinavam-se os delinquentes; depois, os considerados loucos, os débeis mentais e também os surdos.

A primeira escola de surdos surge em 1755, em Paris, fundada pelo abade de L'Epée (1712-1789), cuja proposta de trabalho era baseada no uso dos sinais, um sistema que incorporava elementos da língua falada, gerando sinais metódicos. Seguindo essa tendência, ele construía os sinais metódicos, uma linguagem artificial que tinha duas origens: estava ligada à linguagem de sinais utilizada pelos surdos de Paris ou a sinais inventados (sinais gramaticais) para adequar a sinalização dos surdos à língua francesa.

Em 1878, acontece em Paris o I Congresso Internacional sobre a Instrução de Surdos. O evento destacou o papel da família na integração social do sujeito surdo e possibilitou alguns ganhos civis para os surdos, tirando-os da completa marginalidade social. Contudo, no final do século XIX, com o II Congresso Internacional de Milão (1880), a discussão sobre a integração escolar e social na surdez consolida a orientação oralista, que se torna dominante. Em consequência, a educação do surdo se reduziu ao ensino da oralização. Os professores surdos foram expulsos das escolas, a língua de sinais foi banida e a comunidade surda se viu excluída da política das instituições de ensino por ser considerada um perigo para o desenvolvimento da linguagem oral. Durante praticamente um século, essa abordagem não foi refutada. Por um lado, pregava-se a medicalização da surdez (por meio do uso de próteses auditivas); por outro, afirmava-se que os signos não permitiam as abstrações nem a espiritualidade. Entretanto, o resultado da concentração exclusiva da educação com o método oralista não atingiu o objetivo esperado. Apenas uma pequena parte desses alunos era capaz de desenvolver uma fala socialmente compreensível, e a aprendizagem da leitura e da escrita também refletia o insucesso dessa abordagem.

A década de 1950 trouxe avanços tecnológicos com o desenvolvimento das próteses e com uma série de métodos com o objetivo de levar a criança a falar, fundamentando-se na corrente oralista e passando a atuar em duas abordagens: métodos unissensoriais (acupédicos)[3] e métodos multissensoriais[4].

Na década de 1960, surge um terceiro método oral, conhecido como Método da Associação Linguagem Elemento ou Método da "Linguagem Natural"[5], criado por Mildred Grod, diretora da Lexington School for the Deaf, em Nova York. Seu

---

3. Método acupédico (ou aural puro): determina persistente treinamento dos resíduos auditivos desde a instituição do diagnóstico. Utiliza a amplificação sonora e aplica-se quase exclusivamente a adultos portadores de cofosis (perda total da audição); seus resultados são mais efetivos com o treinamento auditivo precoce. Embora McGroskey (1969), Moores, Weiss e Godwin (1990) revelem em seus estudos resultados decepcionantes para alunos que receberam a educação pré-escolar baseada na educação auditiva, os especialistas são unânimes em sugerir protetização e treinamento auditivo (D. E. E. – S. E. E. – MG – 1998).
4. Método verbotonal (ou Guberina): tem características próprias dos métodos acupédicos. Pretende a recuperação do surdo por meio do treinamento dos resíduos auditivos optimais (vocábulo criado por Guberina), insistindo no trabalho de terapia de fala. É um método restrito aos Centros Verbotonais, e não há publicações científicas sobre seus resultados em língua portuguesa (D. E. E. – S. E. E. – MG – 1998).
5. Método Rochester (EUA) ou neo-oralismo (Rússia): propõe o uso do alfabeto manual (dactilológico) concomitante ao ensino da fala, ou seja, a palavra é pronunciada e, ao mesmo tempo, é expressa pelo alfabeto manual. No Brasil, algumas escolas para surdos usam esse método. Os resultados são também desconhecidos, já que não há publicações a respeito (D. E. E. – S. E. E. – MG – 1998).

método propõe que a criança surda aprenda a falar por meio de atividades lúdicas com os professores: estes sugerem perguntas sobre a atividade proposta, enfatizando sempre a leitura labial e a fala. Apesar de se fundamentarem na afirmativa de que, pela precocidade da ação educacional, as crianças atingiriam a fala, os resultados colhidos revelam-se pouco promissores. Essa afirmativa é refutada por várias pesquisas que apontam que, mesmo com atendimento precoce, os surdos na maioria das vezes não falam.

No entanto, é a partir da década de 1960 que surge uma série de novas metodologias e tecnologias: o desenvolvimento de aparelhos auditivos, nos anos 1960; os projetos de intervenção precoce, nos anos 1970; e o desenvolvimento tecnológico na acústica dos aparelhos auditivos e programas de computador para auxiliar a percepção da fala, como o Phonator e o Visible Speech, nos anos 1980. Nos anos 1990 vigoram os implantes cocleares e os programas de treino auditivo intensivo nos primeiros anos de vida. Apesar de todos esses progressos, o oralismo não consegue atingir seu objetivo maior: permitir ao surdo a aquisição e o desenvolvimento (considerado) normal da linguagem.

Dessa forma, pode-se também inferir que, apesar dos resultados parcos, todos esses esforços para permitir a audição e levar o surdo à oralização se justificam em relação à vital importância que tem a linguagem no desenvolvimento da pessoa humana. Certamente, para obter essa compreensão é preciso tentar penetrar na história de cada época, ou seja, modificar o olhar no sentido de ter de abdicar do sentimento contemplativo que se instala a cada relato. Faz-se necessário que nossa investigação situe a relação entre as práticas oralistas e outros métodos.

O objetivo não concretizado do oralismo se torna uma atraente ideia entre os pesquisadores, ou seja, o surdo, ao não conseguir adquirir o desenvolvimento natural da linguagem oral, poderia enfim adquiri-lo por meio dos sinais. Então, por volta de 1960, William Stokoe publica sua pesquisa no Instituto de Linguística da Universidade Gallaudet, em Washington; e, mais tarde, Klima e Bellugi (1972), concebendo a linguagem de sinais como língua, apresentam um estudo detalhado em que pontuam sua estrutura linguística.

William Stokoe (1986), muito criticado pelos linguistas por defender a ideia de que a linguagem em sinais é língua, justifica seu argumento por meio do estruturalismo, apoiado na tese de Saussure que aponta o aparelho vocal como secundário para os estudos da língua. No entanto, torna-se importante enfatizar que foi Stokoe que, considerando a via visual, provou que os sinais eram articulados, estruturados como uma língua. Desde então, em todo o mundo ocorreu uma explosão de pesquisas acerca da estrutura linguística das línguas de sinais, que acaba por tornar-se objeto de estudos da psicologia, da neurologia, da educação, da sociologia, da antropologia, e não apenas da linguística.

Nesse cenário, surge a filosofia educacional *da comunicação total*[6], que propunha o uso de todo e qualquer meio de comunicação, ou seja, linguagem oral, sinais naturais e artificiais, símbolos etc. Segundo seus proponentes, esses recursos permitiam à criança adquirir a linguagem.

Contudo, nessa perspectiva de análise e procurando entender a insuficiência e limitação da comunicação total, os pesquisadores do Centro de Comunicação Total de Copenhague filmaram as aulas para que as professoras assistissem a elas do ponto de vista do surdo, ou seja, no papel de alunos de suas próprias aulas.

As professoras perceberam então que, quando sinalizavam e falavam ao mesmo tempo, elas costumavam omitir sinais e pistas gra-

---

6. A comunicação total utiliza basicamente o bimodalismo, que é o emprego simultâneo de duas modalidades de comunicação: os sinais e a fala (oral e sinalizada). A esse respeito, cf. Liddel (1989); Brito (1993); e Góes (1994).

maticais que eram essenciais à compreensão das comunicações, embora até então costumassem crer que sinalizassem cada palavra concreta e de função gramatical em cada sentença falada. (Capovilla, Capovilla e Macedo, 1998, p. 19)

A conclusão desconcertantemente óbvia é que, todo o tempo, as crianças não estavam obtendo uma versão visual da língua falada na sala de aula, mas sim *uma amostra linguística incompleta e inconsistente em que nem sinais nem palavras faladas podiam ser compreendidos plenamente por si sós*. Em consequência daquela abordagem, para sobreviver comunicativamente, *as crianças estavam se tornando não bilíngues, mas semilíngues*, sem ter acesso pleno a nenhuma das línguas nem conhecer os limites entre uma e outra (Capovilla, Capovilla e Macedo, 1998, p. 20).

As pesquisas vêm avançando e têm oferecido argumentos cada vez mais consistentes para a tessitura de propostas educacionais. O aprofundamento da questão da complexidade linguística da linguagem de sinais destaca a importância da língua natural, e não da língua oral sinalizada, tanto para a educação quanto para o desenvolvimento social e cognitivo do surdo.

Os sinais foram, enfim, admitidos na escola. De início, não como uma outra língua, mas somente como um auxiliar na aquisição das línguas faladas e escritas. Contudo, as pesquisas haviam acumulado dados analíticos que forneciam um arsenal de razões concretas para questionar metodologicamente a prática exclusiva da língua falada sinalizada em sala de aula. Surge assim o bilinguismo, no qual a língua oral auditiva e a língua de sinais podem viver lado a lado, mas nunca simultaneamente.

Essa prática bilíngue pretende que o surdo desenvolva habilidades em sua primeira língua e a escrita em sua segunda língua, uma vez que, diferentemente de outras línguas orais, a língua de sinais não possui a forma escrita.

A relação estabelecida entre o bilinguismo e sua prática é de respeito à autonomia das línguas de sinais e à valorização do indivíduo como membro de uma comunidade linguística diferenciada. Nesse contexto, torna-se necessário, portanto, que se reavaliem a constituição e a educação do surdo diante desse novo paradigma, segundo o qual a postura tradicional ainda é parte do cotidiano escolar, não negando os aspectos intrínsecos das especificidades da surdez e não menosprezando as singularidades que dificultam o desenvolvimento do indivíduo ou interferem nele.

Em termos gerais, aliando essa ideia ao objeto de nossa pesquisa, considera-se a relação existente entre língua(gem) e processos humanos. Se por um lado a linguagem é flexível, compondo uma infinita rede de sentidos em seus movimentos intersubjetivos, por outro ela estabelece limites à interpretação. As consequências de tais deslocamentos para a reconfiguração desses processos criam condições possíveis para o desenvolvimento da subjetividade do indivíduo.

Voltando a atenção para nossa professora informante, é importante apontar a manutenção da oralidade de A. D. R., reforçada pelo relato da mãe: "A. D. R. não teve nenhum acompanhamento fonoaudiológico quando criança ou adolescente, mas quando adulta, por iniciativa própria, ela procurou uma fono. [...] Ela cresceu convivendo só com ouvintes, sendo tratada como 'ouvinte', conversava através da linguagem oral com o irmão surdo e com os outros irmãos". Para a mãe, o sucesso profissional da filha se deve exclusivamente à força de vontade e à superação contínua dos obstáculos.

Em uma entrevista que nos foi concedida, A. D. R. relata: "Eu passei no concurso do estado, como professora, mas nunca assumi uma sala de aula. Eles me colocavam sempre na biblioteca... Eu não entendo... Somente pude trabalhar como agora, em sala de aula, aqui na escola municipal" (Caderno de campo, 4 de maio de 2002). Ao dizer que não entende o tratamento que recebe das autoridades governamentais, A. D. R. mostra que a ela é oferecido um lugar "silencioso" por definição, a biblioteca, embora ela tenha passado no concurso para o magistério. Entendemos que existe uma relação não clara nessa questão, além de muito pouco problematizada. Quando conheci A. D. R., ela era minha aluna no curso de graduação (Pedagogia) e lecionava como professora de alunos ouvintes em uma escola da rede pública na periferia de Belo Horizonte. Na época, já era possível perceber a própria superação de sua falta de audição por meio da participação interativa em sala de aula.

Outra questão que nos chamou a atenção foi levantada quando apresentamos uma oficina chamada "Criatividade e surdez", no Congresso Internacional de Deficiência, em Belo Horizonte, promovido pela Pontifícia Universidade Católica de Minas Gerais, cujo tema problematizava a surdez e as questões da linguagem. A. D. R. frequentou o curso, e os participantes eram, em sua maioria, surdos. Nesse contexto, A. D. R. permanecia a maior parte do tempo calada, falando apenas quando eu me dirigia a ela. Esse fato nos fazia perguntar: será que ela está tentando entender sua própria surdez? Usamos muitos recursos visuais no minicurso e, embora houvesse um intérprete, A. D. R. não sabia os sinais. Essas questões fizeram parte das outras já levantadas, ou seja, foram acrescidas à nossa proposta e ajudaram-nos a procurar compreender e tornar possível uma análise inicial desses dados.

Análise dos dados

Para essa análise, selecionamos duas aulas: uma de linguagem oral e uma de linguagem escrita. As aulas focalizadas se tornaram significativas para nosso estudo porque permitiram mostrar essa professora surda em seu papel de mediadora em um processo de ensino de escrita e leitura numa classe de alunos ouvintes.

As atividades desenvolvidas em grupos diversificados, segundo a disposição do espaço físico em sala de aula, pressupõem um processo interativo baseado no diálogo como elemento constitutivo do processo de ensino-aprendizagem. A professora propõe atividades coletivas e organiza o espaço físico da sala de aula evidenciando uma estratégia baseada na concepção de que os sujeitos aprendem na interação, contudo realiza sempre a correção individual dos exercícios nos cadernos. Focalizando esse processo, apresentamos a seguir a análise da transcrição de uma aula de A. D. R. que privilegia a linguagem oral (Aula 1).

A transcrição é constituída de 209 turnos de fala, correspondentes a 1h30 de gravação realizada depois do intervalo do recreio. A análise constatou, inicialmente, uma questão bastante interessante: dos 209 turnos da aula, 76 são da professora e 133 são dos alunos; estratégia bastante pertinente, uma vez que se trata de aula de alfabetização em que a linguagem oral é um fator favorável para seu desenvolvimento.

Na análise da aula, a proposta é apresentar as sequências discursivas – ações dos participantes e organização geral da aula.

Aula 1

Quadro 2 – Aula 1 – Sequências discursivas

SEQUÊNCIA	AÇÕES DOS PARTICIPANTES	ATIVIDADES	TURNOS
1	Distribuindo gravuras selecionadas	• Professora indica a atividade a ser desenvolvida e distribui gravuras selecionadas • Alunos identificam a atividade rapidamente	1 a 6

(continua)

(continuação)

2	Apresentando, analisando as gravuras	• Professora analisa as gravuras com os alunos e anuncia como será desenvolvida a tarefa • Uso de estratégia discursiva (todo mundo) • A professora usa o marcador discursivo ("então... atenção") para controlar a disciplina	7 a 56
3	Propondo atividades orais com as gravuras	• Professora propõe atividades orais com os alunos, utilizando as gravuras para mediar o ensino • Os alunos vão inferindo respostas diante da interpretação das figuras distribuídas • Os alunos compartilham suas experiências pessoais relacionando-as com as figuras analisadas	57 a 165
4	Lendo e analisando uma história	• Professora introduz uma nova atividade didática • Professora explica sobre o tipo de história a ser lida – uma fábula • Professora explica o que é fábula • A aluna Ana Paula questiona o nome do autor da fábula e relaciona-o a histórias assistidas na televisão • Vários alunos querem falar sobre o que eles sabem sobre o autor da fábula, Monteiro Lobato	166 a 210

(continua)

(continuação)

	• Terminando de ler a história, a professora fala da mensagem que a fábula traz • Alunos opinam individualmente e em grupo • Todos os alunos cantam e batem palmas na música que sempre é tocada depois de lerem a história • A aula termina, e os alunos saem em fila para casa

De acordo com o processo de interação, a organização da aula de A. D. R. segue o padrão de interação IRA (Mehan, 1979), ou seja: iniciação do professor, resposta do aluno, avaliação do professor. As intervenções dos alunos são solicitadas pela professora, que organiza a interação de forma diversificada.

Construção das interações em sala de aula mediadas pela linguagem oral

O "mapa de eventos" evidencia, dentre outras coisas, o objetivo da professora de propor um trabalho coletivo cuja função representa o transcorrer da interação entre os alunos e a professora, indicando os padrões interacionais e as atividades recorrentes na sala de aula. Além disso, os mapas constituem um instrumento de contextualização do discurso produzido em sala.

De acordo com a organização da aula, A. D. R. privilegia nesse evento atividades orais e segue sempre uma sequência discursiva (conforme veremos no próximo fragmento da aula) em que podemos perceber o processo de negociação de significados na elaboração do planejamento de ensino-aprendizagem e a escolha dos temas *interpretação de gravuras* e *leitura de história infantil*, indicando a preocupação de A. D. R. com as práticas de letramento.

No caso de nossa professora informante, observamos uma postura ativa no processo de ensino-aprendizagem, procurando sempre valorizar a participação ativa do aluno. Assim, o discurso de A. D. R. assume a tensão entre o discurso de autoridade e o discurso internamente persuasivo, razão pela qual nos parece importante destacar essa tensão.

Aula de linguagem oral

- Interpretação de gravuras
- Leitura de história infantil (fábula)

Estamos direcionando nossa análise da aula de acordo com a organização geral da aula. O fragmento abaixo evidencia as práticas de ensino de A. D. R. ao distribuir as gravuras.

Distribuindo gravuras selecionadas

T(1)	PROFESSORA	((Logo que retorna à sala de aula, a professora começa a distribuir as gravuras mencionadas acima)) cada um vai pegar um (+) vou começar daqui oh (+) Bruna vai escolher uma (+) aqui tem uma duas três quatro cinco seis sete ((baixando o tom de voz)) (+) uma pra cada um ((aumenta o tom de voz)) (2,0) cada um vai pegar uma.
T(2)	PESQUISADORA	Tem quantas figuras?
T(3)	ALUNOS	Sete ((vários alunos falam simultaneamente))
T(4)	PESQUISADORA	Sete figuras?
T(5)	PROFESSORA	Gabriela, Ana Paula ((professora entregando gravura aos alunos))
T(6)	PESQUISADORA	Sete figuras ((incompreensível)) cada um pega uma figura cada um pega uma figura

Nesse fragmento, a professora indica a atividade a ser desenvolvida. Os alunos conversam simultaneamente, mostrando curiosidade pela atividade proposta. As questões apresentadas pela professora demandam identificação do objeto de ensino a ser trabalhado, e os alunos localizam as informações rapidamente. Nesse fragmento, a professora faz análise das gravuras (ver quadro abaixo):

Apresentando e analisando as gravuras

T(7)	PROFESSORA	Observou a gravura? Todo mundo observou a gravura que pegou? ((muito barulho)) então vão falar pra mim se a gravura é alegre ou se a gravura é triste
T(8)	RONEY	Aqui tá alegre
T(9)	PROFESSORA	Então, atenção um de cada vez (+) a sua é o quê? ((dirigindo-se ao aluno 1))
T(10)	RONEY	Criança.
T(11)	PROFESSORA	O que fez (você entender) que é uma gravura alegre?
T(12)	RONEY	É porque ele tá ele tá abraçando cada um
T(13)	PROFESSORA	((incompreensível)) ((muito barulho)) será que ele tá, o quê, um animal um amigo ((baixando o tom de voz))
T(14)	JEFFERSON:	Tem a bermuda e tem a camiseta acho que é dessa camiseta aqui (+) é
T(15)	PROFESSORA	Ah é mesmo olha lá (+)
T(16)	JEFFERSON	Tem outra camiseta ((incompreensível))
T(17)	PROFESSORA	Aqui (+) a tua ((dirigindo-se ao aluno 2))
T(18)	JEFFERSON	A minha (+) é (+) tá mal
T(19)	PROFESSORA	A tua é alegre ou triste?

(continua)

(continuação)

T(20)	JEFFERSON	Triste
T(21)	PROFESSORA	Triste por quê?
T(22)	JEFFERSON	Ah (+) porque isso aqui tá (+) não tá bom muito mesmo (+) tá acabando com o mundo ((abaixando o tom de voz)) (+) (+) tá matando todo mundo
T(23)	PROFESSORA	Tá acabando com o mundo (+) é triste porque tá acabando com o mundo?
T(24)	JEFFERSON	É (+) tá matando todo mundo
T(25)	PROFESSORA	Ahã (+) e a sua?
T(26)	SANDRO	A minha (+) a minha é triste
T(27)	PROFESSORA	Peraí
T(28)	SANDRO	É triste
T(29)	PROFESSORA	Por que é triste?
T(30)	SANDRO	Porque tá tudo (+) tá (+) em fogo (+) tá pegando fogo todo mundo tá em pânico
T(31)	PROFESSORA	Ah (+) tá queimando o que aí, a casa ((quase inaudível))
T(32)	SANDRO	Tá queimando tudo a natureza as casas
T(33)	PROFESSORA	E vocês lembram aquela notícia que ela pegou no jornal (+) tá parecendo com aquilo ali oh (aluno X) falou que a Cemig lançou uma campanha contra as queimadas (+) não foi Bruna a sua notícia olha lá (+) (+) e a sua Ana Paula? Alegre ou triste?
T(34)	ANA PAULA	Alegre
T(35)	PROFESSORA	Alegre por quê?
T(36)	ANA PAULA	Porque aqui eles tá indo pra praia e tá rindo (+) (+)

(continua)

(continuação)

T(37)	PROFESSORA	Muito bEM::: alguns precisam ter mais cuidado... ((a professora ia de carteira em carteira, fazendo observações orais e escritas no caderno das crianças))... muito bem... sei que você é capaz de melhorar... te adoro... Tá onde? na na
T(38)	ANA PAULA	Na praia
T(39)	PROFESSORA	Ah na praia (+) (+) fazê o que na praia ((incompreensível)) (+)
T(40)	GABRIELA	A mãe sentindo um carinho por seu filho (+) a mãe sentindo um carinho por seu filho e abraçando
T(41)	PROFESSORA	E fazendo carinho no filho dela e abraçando (+) isso muito bem (+) e a sua Bruna? (+) é alegre ou triste?
T(42)	BRUNA	Triste?!?
T(43)	BRUNA	Alegre
T(44)	PROFESSORA	Ahã?
T(45)	ALUNOS	Triste
T(46)	PROFESSORA	Triste (+) por quê?
T(47)	BRUNA	Uai, porque a casa tá sozinha né, aí não tem ninguém na casa, aí por isso que é triste.
T(48)	PROFESSORA	É? Fica triste a casa?
T(49)	ALUNOS	Vários alunos falam simultaneamente ((incompreensível))
T(50)	PESQUISADORA	Uma casa tão bonita
T(51)	PROFESSORA	Tá alegre? Por que o (aluno X) disse que tá alegre?
T(52)	BRUNA	É (+) é (+) o sofá e essas florzinhas em cima da mesa
T(53)	PROFESSORA	É? a casa é bonita é? (+) (+) flores (+) (+)
T(54)	BRUNA	Uai (+) ÈEE:::
T(55)	PROFESSORA	Vem aqui Bruna (+) Então agora
T(56)	ALUNOS	Por que você não mora nessa casa ((vários alunos falam ao mesmo tempo))

Prosseguindo, a professora apresenta as atividades que serão desenvolvidas, e essa sequência evidencia a perspectiva do discurso da professora na mediação do planejamento. Logo no turno 7, ela convoca os alunos a se organizar e a prestar atenção à atividade a ser desenvolvida. Por exemplo: na sequência 2 – turnos 7 a 56 –, o foco do discurso é a apresentação das gravuras à turma. Nos turnos 7, 8 e 9, A. D. R. chama a atenção dos alunos para a gravura, situando a tarefa e nomeando os alunos como interlocutores. Ainda no turno 7, ela solicita a observação de todos os alunos: "Observou a gravura? Todo mundo observou a gravura que pegou? Então vão falar pra mim se a gravura é alegre ou se a gravura é triste".

Apesar do barulho de conversas simultâneas dos alunos – turnos 6, 7, 13 e 39 –, a professora prossegue, de modo a fazer que todos dialoguem com ela e com os colegas. Nesse fragmento, a estratégia discursiva é expressa por meio de uma ação valorativa ("todo mundo") entre os interlocutores: a ação de tentar incluir "todo mundo" no processo. Dessa forma, ela envolve o grupo nas atividades que media e, ao mesmo tempo, exclui as possibilidades de a aula ministrada ter um caráter "espontaneísta". O trabalho da professora com a temática *interpretação de gravuras* é prioridade nessa seção.

Ainda nessa sequência, A. D. R. utiliza, no turno 9, um marcador discursivo (*Então... atenção, um de cada vez*) a fim de controlar a disciplina. A última expressão é empregada de forma enfática para marcar sua autoridade ao encaminhar as práticas de ensino em sala de aula. As intervenções sempre indicam as organizações das atividades e o processo de mediação, inserindo todos os alunos no contexto. Nos turnos 19, 21, 34 e 35, essa relação é bastante explícita: *A tua é alegre ou triste? Triste? Por quê? Alegre? Por quê?*

Percebemos nesse fragmento uma situação dialética de linguagem: enquanto o *eu* constitui um lugar de assimetria entre professor e aluno, a professora conduz o discurso, oferece um *feedback*, permitindo a interação e gerando cadeias interativas do tipo I-R-F-R-F: iniciação do professor, resposta do aluno, *feedback* do professor, resposta do aluno 2...

A sequência abaixo justifica essa lógica e privilegia a fluência das atividades entre professora e alunos.

Propondo atividades orais com as gravuras

T(57)	PROFESSORA	Eu posso falar? (+) (+) agora quem pegou uma gravura alegre vai fazer um agradecimento a Deus quem pegou uma gravura triste vai fazer um pedido a Deus, tá bom? Então quem quer falar primeiro?
T(58)	ALUNOS	Eu, eu ((vários alunos se manifestam simultaneamente))
T(59)	PROFESSORA	Quem? ((risos))
T(60)	ALUNOS	Eu! ((vários alunos se manifestam simultaneamente))
T(61)	PROFESSORA	Uni duni tê salamê minguê um sorvete colorido o escolhido foi você (+) pode falá ((risos))
T(62)	SANDRO	Eu peço a Deus que ele faça que as pessoas parem de botar fogo na natureza de queimar, matar as pessoas.
T(63)	PROFESSORA	Então as pessoas que matam?
T(64)	RONEY	Não os animais a natureza destrói a natureza destrói o mundo
T(65)	PROFESSORA	Isso muito bem (+) você Gabriela
T(66)	GABRIELA	Pras pessoas parar de fazê isso ((vários falam ao mesmo tempo))
T(67)	PROFESSORA	Você pegô uma gravura alegre então vai tê que fazê o quê?

(continua)

(continuação)

T(68)	GABRIELA	Eu peço a Deus por para (que) essa mulher e esse menino sejam muito feliz
T(69)	PROFESSORA	Pois é, quando é alegre é para fazer um agradecimento, agradecer (+)
T(70)	GABRIELA	Ai, ai (+)
T(71)	PROFESSORA	Como a gente agradece a Deus? Como, Gabriela?
T(72)	GABRIELA	Muito obrigada por fazer essa pessoa feliz
T(73)	PROFESSORA	Isso, muito bem (+) Jefferson
T(74)	JEFFERSON	Eu? (+) tenho que tenho que pedir a Deus que que as pessoas que podem matar os outros que não podem brigar mais porque senão destrói o mundo e mata as pessoas, ai vai sê muito ruim pra gente e (+) vai sê muito ruim pra gente num vivê (+) só
T(75)	PROFESSORA	É (+) a gente tá querendo o quê? paz né? Essa guerra toda que tá lá nos Estados Unidos a gente tem que pedir a Deus pra poder esclarecer as pessoas, né? Iluminar as pessoas, tirar delas essa vontade de destruir o mundo né? acabar com a violência (+) nós tamos precisando de paz, pra gente viver bem, né? Sandro
T(76)	SANDRO	Eu ia falá o mesmo do Roni
T(77)	PROFESSORA	Terminou?
T(78)	PROFESSORA	Não, ué, di Roni não, sabe por que, por que o seu é feliz?
T(79)	SANDRO	eh eu ia falar o mesmo
T(80)	PROFESSORA	O seu é feliz?
T(81)	ANA PAULA	Então e o de Roni?
T(82)	PROFESSORA	Então fala uma coisa feliz
T(83)	SANDRO	O de Roni tá feliz
T(84)	PROFESSORA	Não tá não minino (+) você acha que esse fogo é bom?
T(85)	SANDRO	Ah! (+) (+)

(continua)

IDENTIDADE E SURDEZ 113

(continuação)

T(86)	ALUNOS	((vários alunos falam ao mesmo tempo))
T(87)	PROFESSORA	A tua é alegre, então o que que você tem que fazer? (+)
T(88)	SANDRO	((sussurra algo)) (+)
T(89)	PROFESSORA	Hein? (+) (+) gente quem pegou gravura alegre é pra fazê o quê?
T(90)	ALUNOS	Pedi Pedi a Deus Agradecer
T(91)	PROFESSORA	Vai agradecer, então agora (+) quanto a agradecer (+) deixa ele agradecer Gabriela
T(92)	SANDRO	Agradecer a Deus (+) agradecer a Deus (+) os meninos tá muito feliz (+)
T(93)	PROFESSORA	É (+) agradecer a Deus (+) gente ó ele quer agradecer a Deus pela felicidade das pessoas né? Pela amizade né Sandro? Olha aqui, amizade, a coisa mais bela que tem é a amizade, não é?
T(94)	ALUNOS	É
T(95)	PROFESSORA	Quem tem amigo?
T(96)	ALUNOS	Eu também tenho
T(97)	PROFESSORA	Todo mundo tem tem que tê amigo (+) não consegue vivê sozinho não, né Gabriela, não consegue vivê sozinho
T(98)	GABRIELA	Não
T(99)	ALUNO	Tê amizade
T(100)	PROFESSORA	Ana Paula (+) Roni, deixa falá Roni (+) (+)
T(101)	ANA PAULA	Eu agradeço a Deus por fazer todo mundo feliz
T(102)	PROFESSORA	Então (+) as pessoas é que (+) só pessoas que dever ser feliz (+) o que tem nessa gravura o que que transmite felicidade pra gente?

(continua)

(continuação)

T(103)	ALUNA	Natureza
T(104)	PROFESSORA	A natureza, né? é igual o Roni falou né, o fogo destrói a natureza tão linda igual essa que tá aqui na.
T(105)	ANA PAULA	Isso aqui é Natal (+) é Natal
T(106)	GABRIELA	Natal verão verão Natal (+) ((muito baixo))
T(107)	PROFESSORA	O que vocês acharam do ((incompreensível))
T(108)	ALUNOS	Bom
T(109)	ANA PAULA	A Bruna tá faltando a Bruna falar
T(110)	PROFESSORA	ah! Bruna qué falá ainda?
T(111)	ALUNOS	A Bruna falou
T(112)	BRUNA	Não, falei não.
T(113)	ALUNOS	((incompreensível)) até do jarro de flor, do sofá ((vários alunos falam ao mesmo tempo))
T(114)	BRUNA	Só isso, mas não falei
T(115)	PROFESSORA	Olha aqui, eu achei a gravura alegre, ela achou triste (+) então cada um tem uma opinião diferente, ela achou triste, então o que ela vai tê que fazê, vai tê que fazê o que Bruna?
T(116)	BRUNA	É (+) pedi a Deus que se não tive uma pessoa mesmo morando nesta casa que tem tantas pessoas sem casa que podia umas pessoas podia morá nesta casa, umas famílias que não têm casa (+)
T(117)	PROFESSORA	Isso (+) muito bem ((professora bate palmas)) menina inteligente
T(118)	ALUNO	A. D. R.
T(119)	PROFESSORA	Ahn?
T(120)	ALUNO	Aquela gravura de Bruna, deve tê gente sentada no sofá porque a televisão tá ligada
T(121)	PROFESSORA	A televisão, ah, ai meu Deus do céu, ele disse que deve tê alguém que a televisão tá ligada

(continua)

(continuação)

T(122)	ANA PAULA	E o sofá tá virado pra lá
T(123)	BRUNA	A. D. R. (+) (+)
T(124)	BRUNA	Então se tivé pessoa mesmo é pra falá pra Deus que abençoe essas famílias e que abençoe a casa dele pra não acontecer nada de mau com eles
T(125)	GABRIELA	Oh A. D. R. aqui também
T(126)	RONEY	Deixa eu vê
T(127)	PROFESSORA	Que bonitinho Bruna (+) ((risos dos alunos))
T(128)	JEFFERSON	((incompreensível)) só que eles estão desse lado aqui, olha, e aí a gente não tá vendo eles (+) ((vozes fracas ao fundo))
T(129)	PROFESSORA	Mas tem gente que sai de casa e esquece que a televisão tá ligada
T(130)	ALUNOS	ÉEE :::
T(131)	RONEY	Meu irmão, ele dorme com a televisão ligada ((vários falam ao mesmo tempo))
T(132)	SANDRO	Que a luz tá ligada?
T(133)	ALUNOS	Acesa ((vários alunos falam ao mesmo tempo))
T(134)	PROFESSORA	Oh, nesta situação aí que nós acabamos aí de energia será que pode acontecer isso aqui?
T(135)	ALUNOS	Não ((vários respondem))
T(136)	BRUNA	Só se eles for milionário
T(137)	ALUNO	Som ligado
T(138)	PROFESSORA	O que que tem que fazer pra poder economizar?
T(139)	JEFFERSON	(não deixar) a televisão ligada
T(140)	PROFESSORA	É uma televisão também?
T(141)	JEFFERSON	É um quadro
T(142)	ALUNOS	Quadro? quadro desse jeito? ((vários falam ao mesmo tempo))

(continua)

(continuação)

T(143)	PROFESSORA	Hein? que que tem que fazer pra economizar?
T(144)	BRUNA	Ô A.D.R. o som não tem ligado som aqui não porque não dá pra vê se tá ligado
T(145)	ALUNOS	Mas você pode dize que tá ligado você pode falar que tá ligado ((vários falam)) (+)
T(146)	PROFESSORA	Hein o que tem que fazer pra economizar energia aqui? ((vários falam))
T(147)	PROFESSORA	Um de cada vez peraí
T(148)	ALUNO	Não deixa os objetos elétricos (+) (+) eh assistir televisão ligada (+) lâmpada acesa (+) a gente sai não pode deixar ligado tem que desligar (+)
T(149)	RONEY	Ligar a energia só quando precisa:: acender a luz quando precisa:: quando tivé de noite
T(150)	GABRIELA	Quando tivé bem escuro né?
T(151)	ANA PAULA	quando bem escuro
T(152)	PROFESSORA	Mas aqui na escola não tem jeito de fazê isso não tem luz, tem que escrever no escuro ((risos))
T(153)	BRUNA	É arruma uma vela e escrevê
T(154)	SANDRO	Não pode deixá luz acesa nem televisão sai assim deixar a luz acesa (+) a televisão ligada rádio ligado (+) rádio ligado ((vários falam))
T(155)	PROFESSORA	Vamos ouvi aqui oh, oh colega oh
T(156)	SANDRO	Ô A. D. R., eu não terminei de falá não
T(157)	PROFESSORA	Não terminou de falá, então fala
T(158)	SANDRO	Rádio ligado, televisão som
T(159)	JEFFERSON	Agora eu
T(160)	PROFESSORA	Pode falar

(continua)

(continuação)

T(161)	SANDRO	E não pode deixar os ((incompreensível)) eh (+) geladeira gasta muita energia eh, chuveiro gasta energia muita, gasta energia pra caramba, ferro elétrico (+) esses trem gasta muito energia porque tem que ((incompreensível)) um dia (+) eh (+) como foi (+) eu tava tomando banho aí foi eh eh
T(162)	PROFESSORA	Ficô fazendo hora lá embaixo do chuveiro
T(163)	ALUNO	Não eh aí depois eu fui e esqueci de desligar o chuveiro e fui aí ((incompreensível)) a água tava baixando assim (+) aí quando eu vou olhá o chuveiro tá ligado (+) eu esqueci de desligar ((abaixando o tom de voz))
T(164)	PROFESSORA	Vai pagá caro pra daná ((vários alunos falam))
T(165)	JEFFERSON	Cem reais e cinco centavos

A sequência 3, turnos 57 a 165, é o momento em que A. D. R. propõe atividades orais com as crianças: *Agora quem pegou uma gravura alegre vai fazer um agradecimento a Deus, quem pegou uma gravura triste vai fazer um pedido a Deus, tá bom? Então quem quer falar primeiro?* A primeira questão formulada é importante, já que caracteriza uma estratégia de mediação em que novamente a formação valorativa está sempre presente na proposta de seu trabalho, relacionando-o a seu conteúdo pedagógico. É interessante notar que A. D. R. muitas vezes desenvolve suas práticas de ensino de maneira não linear, uma vez que ela geralmente contempla as falas dos alunos, no sentido de elaboração de cadeias de mediação.

A segunda afirmação nesse turno é *da ordem da exposição em termos de gêneros*, ou seja, as explicações vão sendo construídas no processo de ensino. Notamos que os alunos vão inferindo questões não previstas pela professora. As perguntas dela visavam verificar a interpretação das figuras, objeto de estudo que foi proposto, e os significados que os alunos atribuem às diferentes figuras. Diferentemente da sequência anterior, em que as crianças descreviam as gravuras, nesse trecho os alunos participam respondendo às perguntas, no sentido de materializar o efeito enunciativo na situação, produzindo um texto oral. Assim, a professora possibilita ao aluno a construção de um novo discurso e do conhecimento. Nessa perspectiva, os *discursos* em circulação, apropriados pelos indivíduos, são eminentemente *dialógicos e polifônicos*: cada *enunciado* toma de outros suas *significações* e *formas*, reformulando outros possíveis enunciados.

A intenção de explicar, partindo dos alunos, as questões das atividades de ensino imprime à aula de A. D. R. uma dinâmica discursiva em que as perguntas da professora e as respostas dos alunos são quase todas contempladas, ao mesmo tempo que circulam na sala de aula: a voz da mídia (turnos 103, 104, 114, 115, 118, 119, 134 e 156), da experiência cotidiana dos alunos (132, 133, 136, 137, 144, 145, 158, 159, 160, 161 e 162), do conhecimento do mundo (101, 102, 121 e 122).

As análises acima evidenciam que a professora teve por objetivo direcionar e encaminhar a aula para o trabalho proposto em seu planejamento. Ela inicia os turnos com perguntas que buscam compartilhar com os alunos o desenvolvimento do que foi proposto com a atividade. Os espaços de participação dos alunos são quase sempre os mesmos, e suas respostas confirmam as expectativas da professora. Nos momentos em que A. D. R. encaminha suas propostas de atividades, orienta e direciona, podemos observar a dimensão de autoridade do discurso da professora.

O estudo da primeira aula nos permite afirmar que a professora rompe com a prática de alfabetização ligada apenas a um tipo de atividade, valorizando somente a escrita. Com a opção por atividades de linguagem oral como parte do processo de alfabetização, a professora indica uma preocupação em fazer uso relacional da linguagem e de processos humanos. A construção desses movimentos, dando lugar à expressividade dos alunos, gera estratégias de interação, e as consequências de tais deslocamentos para a (re)configuração desses processos criam condições para o desenvolvimento da subjetividade do indivíduo. Assim, pode-se afirmar que as atividades promovem alfabetização significativa e que a experiência verbal e não verbal da professora foi constitutiva do processo de ensino e tornou-se visível nas atividades que compuseram a aula em seu plano diário.

A sequência 4 finaliza as atividades da aula – dos turnos 167 a 212 – e a professora introduz uma nova atividade didática: a leitura de uma história. No início da tarefa, A. D. R. situa o tipo de história a ser lida, demandando uma discussão em torno do conceito de fábula e da origem do autor. O trecho abaixo evidencia a estratégia de mediação usada pela professora no processo de interação.

Lendo e analisando uma história

T(167)	PROFESSORA	Vou ler uma história... atenção!
T(168)	ALUNOS	Ah (+) história::
T(169)	PROFESSORA	Uma?
T(170)	ALUNOS	Fábula
T(171)	PROFESSORA	De quem?
T(172)	ALUNOS	Do Monteiro Lobato
T(173)	PROFESSORA	Quem é Monteiro Lobato?
T(174)	ANA PAULA	Quem escreveu?
T(175)	BRUNA	É o a pessoa?
T(176)	JEFFERSON	Escreveu eh ((os alunos falam ao mesmo tempo))
T(177)	PROFESSORA	Escreveu a história e também tem uma coisa também na televisão dele o que que é?

(continua)

(continuação)

T(178)	ALUNO	O Sítio do Pica-Pau Amarelo
T(179)	PROFESSORA	O Sítio do Pica-Pau Amarelo (+)
T(180)	RONEY	A. D. R., qual a que você vai contar a da formiga mágica?
T(181)	PROFESSORA	A da formiga mágica eu já contei você não veio na aula
T(182)	ALUNOS	Ah ((vários falam))
T(183)	PROFESSORA	então hoje eu vou contar é a menina do leite (+) a menina do leite (+) olha aqui
T(184)	GABRIELA	Ah esqueceu da
T(185)	PROFESSORA	Vai caí mais ou menos
T(186)	RONEY	A música, a música
T(187)	PROFESSORA	Peraí só um pouquinho vai caí mais ou menos dentro do que nós acabamos de falar aqui (+) economia (+) então vai caí mais ou menos dentro (+) então vocês vão prestar atenção na fábula, na fábula, o que é fábula?
T(188)	SANDRO	Fábula... É história ((abaixando o tom de voz))
T(189)	PROFESSORA	Ahn
T(190)	GABRIELA	História?
T(191)	PROFESSORA	É história, que tipo?
T(192)	RONEY	É quando os animais falam ((pausa longa + ou − 5s)) onde objetos falam
T(193)	GABRIELA	É igual no desenho?
T(194)	RONEY	É igual no canal do Serafim?
T(195)	ANA PAULA	igual lá no no Serafim
T(196)	JEFFERSON	Falava objeto

(continua)

IDENTIDADE E SURDEZ 121

(continuação)

T(197)	ALUNOS	Ah é ((vários falam))
T(198)	ANA PAULA	O caminhão falava
T(199)	SANDRO	O abajur
T(200)	GABRIELA	É o abajur é ((vários falam ao mesmo tempo nesses últimos turnos))
T(201)	RONEY	Igual no desenho, no ursinho Puf fala, o urso fala, o coelho, eh o leitão o (+)
T(202)	PROFESSORA	Então vou contá a menina do leite, vai cantá a música
T(203)	ALUNOS	Vamos (+) agora minha gente agora uma história vo ouvi uma história bem bonita toda gente vai gostá eh, eh, eh ((palmas)) trá lá lá lá ((palmas)) eh eh eh ((palmas)) trá lá lá lá ((palmas))
T(204)	PROFESSORA	Então aqui oh a menina do leite (+) Laurinha com seu vestido novo de costuras, de fitas vermelhas chinelo de ((incompreensível)) trec trec trec lá ia para o mercado com uma lata de leite na cabeça o primeiro leite da sua vaquinha nova, ia contente da vida rindo-se e falando sozinha vendo o leite, dizia, e compro uma dúzia de ovos choco os ovos e antes de mês já tenho uma dúzia de pintos ((muito barulho, parece carro passando na rua)), morrem dois, enterram, que cresçam dez, cinco frangos e cinco frangas, vendo os frangos e crio as frangas que crescem, viram ótimas botadeiras de duzentos ovos por ano cada uma (+) cinco mil ovos choco tudo e lá me vêm quinhentos galos e outro tanto de galinhas vendo os galos a dois cruzeiros cada um. Duas vezes cinco? (+) (+) duas vezes cinco?
T(205)	ALUNOS	Dez

(continua)

(continuação)

T(206)	PROFESSORA	Dez (+). Mil cruzeiros (+) posso então comprar doze porcas de cria e mais uma cabrita as porcas dão cada uma seis (três) leitões (+) seis (três) vezes doze (+) estava a menina neste ponto quando tropeçou perdeu o equilíbrio e com a lata e tudo caiu um grande tombo no chão (+) pobre Laurinha (+) ergueu-se chorosa com uma grande raladura no joelho e enquanto ((incompreensível)) a roupa suja de pó viu sumir-se embebido pela terra seca o primeiro leite de sua ((incompreensível)) de sua vaquinha ((incompreensível)) e com ele os doze ovos, as cinco botadeiras, os quinhentos galos, as doze porcas de cria, a cabritinha e todos os belos sonhos de sua ardente imaginação (+) Emília bateu palma (+) viva (+) viva Laurinha (+) no nosso passeio ao país das fábulas tivemos ocasião de ver essa história formar-se mais o fim foi diferente, Laurinha estava esperta e não derrubou o pote de leite porque não carregava o leite em pote nenhum e sim em uma lata de metal bem fechada lembra-se Narizinho, a menina lembrava, sim disse ela, lembro muito bem a Laurinha não derramou o leite e deu-se uma fábula errada o certo é como vovó acaba de contar (+) tá claro minha filha, concordou dona Benta, é preciso que Laurinha derrame o leite para que possamos extrair uma moralidade da história (+) o que é moralidade vovó? (+) é a lição moral da história nesta fábula da menina do leite a moralidade é que não devemos contar com uma coisa antes de a termos conseguido (+) (+) neh? Então qual que é a moral?
T(207)	ALUNOS	((Vários falam ao mesmo tempo))
T(208)	JEFFERSON	É nunca é pensar em ter as coisas antes de conseguir, não adiante querer as coisas antes de conseguir.

(continua)

(continuação)

T(209)	PROFESSORA	É antes da gente planejar a gente tem que ter aquela coisa em mãos né se não tivé, ficá imaginando, sonhando não adianta tem que corrê atrás pra conseguir alguma coisa é por isso que eu falo pra vocês tem que estudar aproveitar esse tempo que a gente tem aqui na sala de aula pra mais tarde vocês podem sonhá alto né porque a gente só consegue alguma coisa quando a gente estuda, se esforça, presta atenção, tem boa vontade de fazê as atividades fazê pesquisa né você só vai podê sonhá depois que já tivé com as coisas tudo na mão aí eu vô poder voá alto né, né, Roni? (+) e agora?
T(210)	ALUNOS	Agora minha gente uma história eu já ouvi, uma história bem bonita toda gente já gostou eh eh eh ((palmas)) trá lá lá lá ((palmas)) eh eh eh ((palmas)) trá lá lá ((cantando))
T(211)	PROFESSORA	Até amanhã
T(212)	ALUNOS	Até amanhã ((a aula termina)) ((os alunos vão para casa)).

A participação dos alunos e da professora ocorre de diferentes maneiras: respondendo às crianças, introduzindo comentários e acrescentando informações (turnos 170, 177 e 179), fazendo avaliações (turnos 187, 191 e 209). A. D. R. conduz as crianças a verificar, elas próprias, a construção de suas interpretações (em quase todos os turnos) e chama a atenção para a disciplina quando vai realizar a tarefa. As respostas da professora às perguntas das crianças são articuladas com base em analogias que levam em conta a experiência pessoal, tanto dos alunos quanto de A. D. R., no contexto social (familiar e institucional). No fim da aula, a professora comenta a história, trazendo uma proposta positiva de informação de vida para os alunos:

Antes da gente planejar a gente tem que ter aquela coisa em mãos, né? Se não tiver, ficar imaginando, sonhando, não adianta, tem que correr atrás pra conseguir alguma coisa. É por isso que eu falo pra vocês, tem que estudar, aproveitar esse tempo que a gente tem aqui na sala de aula pra mais tarde vocês poderem sonhar alto, né? Porque a gente só consegue alguma coisa quando a gente estuda, se esforça, presta atenção, tem boa vontade de fazer as atividades, fazer pesquisa, né? Você só vai poder sonhar depois que já tiver com as coisas todas na mão, aí eu vou poder voar alto, né, né, Roni?

A. D. R. resgata, por meio da leitura e interpretação da história, um conceito de vida e valores pertinentes à cultura local. A mãe de uma das alunas confirma a "moral da história": "E sempre digo pra L., é preciso você aproveitar o que a professora manda fazer, estudar muito. Eu nunca pude estudar..."

Considerações sobre a aula 1

Em termos gerais, constata-se, na aula de A. D. R., que a constituição da linguagem oral em sala de aula está ligada aos valores sociais, e não propriamente a uma metodologia inovadora. Trata-se de uma metodologia consciente da relevância de uma epistemologia que possa interagir e tornar significativo o que é importante para seus alunos no contexto atípico de suas aulas.

Situamos, a seguir, outro exemplo da aula de A. D. R. A temática trabalhada nessa aula faz parte do projeto "Branca de Neve".

Aula 2

A rotina do início das aulas na escola é sempre a mesma: os alunos chegam sozinhos, em duplas, e ficam esperando o sinal no pátio, uma pequena área cimentada que fica em frente ao muro da escola. A professora solicita que todos entrem em silêncio; eles entram em fila, mas conversam uns com os outros. Para caracterizar a rotina da sala e os padrões interacionais, estamos analisando a aula de A. D. R. seguindo a mesma sequência discursiva da aula anterior. A constituição do evento da aula de A. D. R. será seguida por nós, ao longo desta obra, com base na imersão etnográfica, tal como proposta por Green e Dixon (2001).

Planejamento diário – caderno de plano

Aula de linguagem oral e escrita – Tema: folclore
- Ortografia
- Leitura

Aula 2 – Sequências discursivas

As atividades de ensino nas aulas de alfabetização ocorrem geralmente nessa ordem e são mediadas pela professora, com a participação dos alunos.

Ações dos participantes nas atividades desenvolvidas na sala de aula

Quadro 3 – Aula 2 – Sequências discursivas

SEQUÊNCIA	AÇÕES DOS PARTICIPANTES	ATIVIDADES	TURNOS
1	Apresentação das atividades do dia	• Conversas informais sobre o trabalho do dia • Disposição das carteiras em sala de aula • Organização das atividades do dia no pátio (sentar em círculo, ouvir em silêncio) • Correção do "Para Casa"	1 a 9

(continua)

(continuação)

2	Leitura da história em quadrinhos	• Participação dos alunos na interpretação do tema do dia • Exercícios orais • Reconhecimento no texto do que não tem uma fala usual • Exercícios escritos sobre as palavras apontadas	10 a 49
3	Avaliação da capacidade do aluno de expressar-se oralmente	• A organização do pensamento do aluno • A linguagem oral e escrita	50 a 53

Conforme mencionamos na análise anterior, A. D. R. inicia as atividades de acordo com seu planejamento diário. Podemos observar na organização sequencial de sua aula noções de atividade e tarefa, evidenciando fortemente a temática delas. Essa aula exemplifica tal característica de seu trabalho pedagógico. São atividades de linguagem oral e escrita, e o tema enfocado é o folclore. Há interação professor/aluno, com trocas de informações, contextualizando a linguagem oral – informações adequadas para fundamentar a temática a ser trabalhada.

Sequência 1 – Apresentação das atividades do dia

T(1)	PROFESSORA	Boa tarde... (+)
T(2)	ALUNOS	((vários falam simultaneamente)). Boa tarde profeSSORA. ::::
T(3)	PROFESSORA	Como foi o fim de semana de vocês? Brincaram... Passearam? (+) (+)
T(4)	ALUNO 1	Eu paSSeei ::

(continua)

(continuação)

T(5)	PROFESSORA	Vamos organizar as carteiras para a aula de hoje :::: ((as carteiras eram organizadas em círculos de modo que a professora ficasse no centro da sala para que ela fizesse a leitura labial, cf. análise de aula anterior)) Deixem o caderno aberto (+) (+) que vou dar o visto (+) (+)
T(6)	ALUNOS	((Todos)) abrem os cadernos e colocam em cima da carteira (+)
T(7)	PROFESSORA	Muito bEM :: alguns precisam ter mais cuidado...((a professora ia de carteira em carteira, fazendo observações orais e escritas no caderno das crianças))... Muito bem ((incompreensível)) sei que você é capaz de melhorar ((incompreensível)). Adoro-te... ((incompreensível)) ((terminando a correção)) (+) (+) (+) hoje eu vou ler uma historinha (+) mas primeiro quero ouvir vocês (+) (+) (+) vamos para o pátio... mas vamos em silêncio para não atrapalhar seus colegas que estão na outra sala. Vamos sentar em rodinha, pois assim todos podem dar opinião sobre o tema da historinha...
T(8)	ALUNOS	((todos sentam em rodinha no chão de cimento no pátio, atentos à fala da professora))
T(9)	PROFESSORA	((inicia o diálogo com os alunos direcionando a atividade ao objeto da tarefa da aula))

Após o pequeno tumulto na entrada, a professora, com muita delicadeza, cumprimenta os alunos, iniciando um diálogo com a turma, conseguindo interagir, ao mesmo tempo que chama a atenção para a disposição do espaço físico da sala de aula. Conforme já anunciamos aqui, a tarefa inicial da professora é organizar o espaço físico, colocando as carteiras em semicírculo, evidenciando a importância dele como elemento condicionante das interações em sala de aula. Essa iniciativa é compreendida por nós como um modo de fazer do espaço físico-social, da organização das carteiras, elementos condicionadores dos processos interacionais entre alunos e professora.

Após a organização do espaço interacional, a professora e os alunos iniciam as atividades do planejamento de A. D. R. O exercício para casa é proposto diariamente por ela e apresentado sempre no final da aula, sendo vinculado à coleta de gravuras, a pesquisas sobre o projeto temático ou sobre as linguagens oral e escrita.

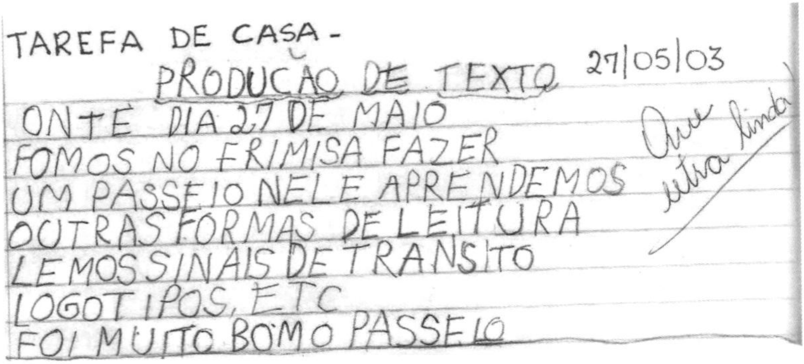

> TAREFA DE CASA -
> PRODUÇÃO DE TEXTO 27/05/03
> ONTE DIA 27 DE MAIO
> FOMOS NO FRIMISA FAZER
> UM PASSEIO NELE APRENDEMOS
> OUTRAS FORMAS DE LEITURA
> LEMOS SINAIS DE TRANSITO
> LOGOTIPOS, ETC
> FOI MUITO BOM O PASSEIO

Figura 7 – Correção do "Para casa"

A figura 7 se refere ao início da atividade (correção do exercício "para casa" – turno 7).

Na sequência 1 – apresentação das atividades do dia –, podemos observar que o tema da tarefa (folclore) se transforma em atividade didática e passa a ser o núcleo do trabalho do dia. Essa tarefa foi discutida durante aproximadamente 25 minutos.

Na contextualização desse tópico, é interessante observar a professora criando outro ambiente de escuta fora da sala de aula para desenvolver atividades de ensino, experimentar situações que envolvam uma perspectiva crítica de língua(gem). Esse espaço – sentar-se no chão do pátio em "rodinha" – constitui o primeiro momento de interação coletiva nessa aula. Conforme observamos, os alunos sentam-se mais próximos da professora e seguem, um a um, a dinâmica proposta por ela.

Os discursos compartilhados na rodinha indicam procedimentos de organização e interação construídos pelos participantes. A narrativa deles sobre a temática da história a ser lida é a base para as atividades realizadas posteriormente.

No processo de mediação da rodinha, as ações da professora foram objetivas e diversificadas. Durante as conversas, não há uso de texto escrito e o objetivo é orientar os alunos no relato individual sobre o tema a ser estudado e no desenvolvimento da tarefa proposta. O discurso deles se caracteriza por narrativas de experiências pessoais.

Retornando à sala de aula, observamos a sequência discursiva (de alunos e professora), relacionada às conversas na rodinha e aos aspectos significativos da temática a ser desenvolvida.

No que diz respeito ao desenvolvimento linear dos tópicos da aula, verificamos a abrangência em relação ao desenrolar da tarefa. A professora, para atingir seus objetivos, procura manter uma organização sequencial, conforme o tópico a seguir.

Sequência 2 – Leitura de história em quadrinhos

T(10)	PROFESSORA	Quando vocês dormem (+) vocês costumam sonhar (+) (+) vocês dormem sozinhos?
T(11)	ALUNO 2	Eu sonho tem vez professora (+) eu já sonhei que fui à casa de minha tia (+) e estava brincando (+) e depois caí no burACO :::
T(12)	ALUNOS	((risos))
T(13)	PROFESSORA	Com gATO :: pode dormir com gato? (+)
T(14)	ALUNOS	[N Ã O :::: ((todos))

(continua)

(continuação)

T(14)	PROFESSORA	Será que dormi com gato não pode ser? (+) OUUU :::: é uma superstição (+) (+) ou (+) porque causa doença?!? (+) (+)
T(15)	ALUNO 2	Não sei (+) (+) o que é superstiÇÃO! ::::
T(16)	PROFESSORA	Bem (+) (+) (+) vou explicar (+) não podemos dormir com gato pois é um animal que pode causar doenças por causa do seu pelo muito fino (+) (+) que solta (+) observem quando pegar em um gato (+) (+) também se o animal estiver sujo é falta de higiene (+) mas superstição (+) (+) são várias crendices (+) (+) coisas que as pessoas acreditam que nossos avós contam, nossos pais. Entenderam?
T(17)	ALUNO 3	Que coisas professora? (+)
T(18)	PROFESSORA	Bem (+). Vou ler a história e vocês prestem bastante atenção para entender! A história é uma LENDA ::::
T(19)	ALUNO 4	LenDA?::
T(20)	PROFESSORA	LENDA :::: faz parte do que chamamos de superstição (+) a história é sobre AS:: SOM:: BRA:: ÇÃO (+) um diálogo entre dois personagens (+) diálogo é a conversa entre duas PessoaS ::

(continua)

(continuação)

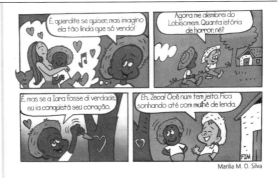

Figura 8 – História em quadrinhos
Fonte: Silva, M. O. M. *Ideias em contexto: língua portuguesa*, 1997, p. 98-9.

Atenção para entender a historinha (+) "Tião, ocê iscuitô o que a fessora falô da lenda?... Iscuitei. Já pensô se a gente incontrá o Saci-Pererê fumando cachimbo e assustando tudo nóis? (+) Eu hein? (+) Queria só vê tudo mundo correndo se aparecesse arguém com os pés pra trás, o Curupira (+) Ai, ai! Num posso é pensá na Mula–Sem–Cabeça furiosa que arrepia tudo (+) Bom mesmo era iscuitá a voz da Iara, a sereia linda que canta música pros pescador (+). Sério? (+) Ocê queria incontrá ela: de verdade? (+) É, querdite se quiser: mas imagino ela tão linda que só vendo! (+) (+) Agora me alembrei do Lobisomem (+) (+) Quanta istória de horror, né (+) (+) É, mas se a Iara: fosse di verdade eu ia conquistá ela seu coração (+) Eh, Zeca! Ocê num tem jeito. Fica sonhando até com mulhé de lenda"

T(21)	ALUNOS	((os alunos escutavam com atenção))
T(22)	PROFESSORA	Gostaram?

(continua)

(continuação)

T(23)	ALUNOS	[G O S T A M O S ::::: ((vários))
T(24)	PROFESSORA	Se gostaram (+) (+) quero ver quem entendeu (+) mas (+) (+) (+) levante a mão. Que outro título poderia ser dado à história? (+)
T(25)	ALUNO 4	História e lenda
T(26)	ALUNO 5	História esquisita ((risos))
T(27)	ALUNO 6	Superstição e lenda
T(28)	PROFESSORA	Muito bem (+) quem são os personagens da história? Personagens são as pessoas que fazem parte da história (+) Nós já estudamos!
T(30)	ALUNO	((Pensando)) ((incompreensível)) Tião, Zeca, Saci-Pererê, Mula-Sem-Cabeça (+) Iara a Sereia...
T(31)	PROFESSORA	Muito bem! (+) falta alguém?
T(32)	ALUNOS	[N:: Ã:: O ::
T(33)	PROFESSORA	Vamos voltar à sala de aula (+) abram os cadernos (+) Copiem o que eu vou escrever no quadro. Copie no caderno as palavras da história pronunciadas pelos personagens de maneira diferente e as escreva corretamente (+) ocê (+). Fessora (+) querdite (+) mulhé (+) iscuitô (+) arguém (+) alembrei (+)
T(34)	ALUNOS	((as crianças soletravam para escrever as palavras))
T(35)	ALUNO	VVVVvvv ::: você (+) pLofessora :::não (+) P R O F E S - S O R A::: Arquedite (+) A:: CRE::: DI:: TE:: IScutou:: EScutou.:: ALguém:: ((incompreensível)) alembrei (+) Minha mãe fala alembrei ((conversa com o colega do lado)) mas é lembrei (+) Incontrá (+) acho que é assim que escreve (+) será que não é?!?

(continua)

IDENTIDADE E SURDEZ 133

(continuação)

T(36)	PROFESSORA	((A professora observava a escrita das crianças indo de carteira em carteira, sem fazer a correção no caderno)) Roney (+) venha ao quadro (+) quero que todos prestem atenção. Leia a primeira palavra (+) OCÊ :::
T(37)	RONEY	OCÊ ::: Vou colocar o V.
T(38)	PROFESSORA	Certo (+). Repita e complete as palavras no quadro.
T(39)	RONEY	Q:: U:: E:: R:: D:: I:: T:: E (+) que palavra esquisita!
T(40)	PROFESSORA	O que é esquisito na escrita e fala dessa palavra que a gente não fala assim (+) é A:: C:: R:: E:: D:: I:: T:: E:: (+) e escreve acredite (+) a outra palavra (+) iscutou é E:: S:: C:: U:: T:: O:: U e arguém????
T(41)	RONEY	Não sei ((incompreensível)) ((pensando)) Ahh :::: já sei é Alguém
T(42)	PROFESSORA	Quem quer vir ao quadro?
T(43)	GUSTAVO	EUUU ::::
T(44)	PROFESSORA	Como escreve? (+) ((apontando o dedo para a palavra alguém)) Olha para a minha boca aL::guém. ((sonorizando))... A próxima palavra? Como escreve?
T(45)	GUSTAVO	Alembrei? A gente tira o A (+) e fica Lembrei
T(47)	PROFESSORA	Muito bem Gustavo! (+) e a próxima Incontrá? ((a pergunta é dirigida ao coletivo de alunos da sala de aula))
T(48)	ALUNOS	[E::Ncontrar ((todos os alunos))
T(49)	PROFESSORA	Muito bem (+) (+) todos vão olhar novamente para as palavras que escreveram e fazer a correção no caderno. ATENÇÃO! (+) escreva novamente as palavras que erraram e coloque certo nas que acertaram.

Nesse trecho, a professora interage com os alunos, lançando mão de diversas língua(gen)s e estratégias. Podemos analisar essa sequência de aula em dois momentos: nos turnos 10 a 33 e nos turnos 34 a 49.

Observa-se, nos turnos 10 a 33, que a professora interage com os alunos por meio da linguagem oral, localizando aspectos interpretativos na história, caracterizando o conteúdo dela, incorporando à temática da aula as superstições, a lenda apontada na história contada. Dessa forma, ela adota como prática pedagógica as trocas de língua(gem) entre professor e aluno, buscando justificar o cultural e o social pelo aspecto discursivo do texto selecionado.

Interessante observar que a socialização de experiências na rodinha e a experiência de socialização e leitura do texto se revelaram atividades importantes na construção da interação nessa aula.

As práticas de leitura da professora estão atreladas às práticas de letramento e também de escrita, uma vez que A. D. R. propõe atividades (turnos 34 a 49), privilegiando a convenção ortográfica à medida que as questões vão surgindo.

Embora atente para a necessidade de respeitar as convenções, a discussão coletiva das perguntas tem por objetivo a construção de um entendimento compartilhado, revelando-se, assim, como uma das práticas importantes que caracterizam o letramento escolar na alfabetização. A leitura do texto teve, nesse fragmento, o papel de sistematizar uma série de informações que circularam oralmente nessa sala, vinculadas à produção de uma escrita individualizada.

Na sequência 3, a professora retoma a temática, concluindo e apontando atividades para a continuação do trabalho.

Sequência 3 – Avaliação da capacidade de expressão oral do aluno

T(50)	PROFESSORA	Gostaram da história? (+) (+) (+)
T(51)	WANDERSON	Eu gostei foi da Sereia ((risos))
T(52)	VANESSA	Sl::m pois (+) eu aprendi o que é lenda (+) eu achei legal!
T(53)	PROFESSORA	Bem (+) (+) agora vamos copiar a tarefa de casa. Contem para a mamãe o que aprenderam na aula de hoje sobre as lendas e converse com a mamãe, papai, irmãos sobre as adivinhações. Escreva no caderno o que vocês também já sabem. Peça ajuda a quem vocês acham que possam ajudar

Nesse fragmento (turnos 50, 51, 52 e 53) – sequência final da aula –, uma questão interessante é a preocupação da professora em não perder de vista o interesse dos alunos pela temática exposta. Ela verifica se as estratégias pedagógicas de ensino estariam respondendo aos questionamentos do conteúdo apresentado. Esse episódio também privilegia o social e o cultural em uma dimensão interativa, em momentos estratégicos de aquisição da linguagem oral e escrita.

Considerações sobre a aula 2

Procuramos abordar, nessa aula, vários modos pelos quais as estratégias de ensino levam em conta a heterogeneidade da aquisição da escrita e o processo interativo em sala de aula. Na análise das práticas, percebeu-se que, além de contribuir decisivamente para o ensino e a interação dos sujeitos, concorreram para o aparecimento de *poder*, envolvendo práticas de controle. A cultura veiculada pela instituição escolar passa pela preocupação de controlar programas, atitudes, alunos e professor, uma vez que o controle é uma condição indispensável de uma prática de qualidade. Entendemos que as estratégias pedagógicas e o processo interativo na aquisição da escrita do professor implicam vários modos de heterogeneidade nas práticas sociais, conforme observamos na aula citada. Outra questão interessante nessa situação de ensino é a articulação entre a professora e os alunos em todas as situações da aula. Quanto ao processo de avaliação, os alunos fizeram a correção sozinhos, mobilizando, assim, a autoconfiança e criando independência no processo.

Assim, pode-se verificar que a professora cria recursos de referenciação à medida que dialoga com seus alunos. Ela constrói a interação na tessitura das práticas pedagógicas, compondo uma identidade por meio do diálogo constante com eles, pelas formas de referenciação verbal e não verbal que são produzidas no processo de ensino-aprendizagem. Isso não teria efeito se considerássemos apenas o contexto verbal, e não os elementos não verbais constitutivos desse processo. O contexto envolve professor, aluno e processo; as identidades são (co)construídas. Por meio das articulações e situações da aula, A. D. R. transmite um discurso construído pela referenciação adequada aos objetivos da aula.

Com o presente estudo, é possível afirmar que as práticas pedagógicas de ensino e os modos de interação são resultado de articulações e das condições objetivas do trabalho em sala de aula, isto é, as características pessoais e a formação da professora se expressam em suas concepções e nos modos como desempenha seu trabalho.

Comentários finais

*Sem dúvida a minha língua materna é o português [...]
Pessoalmente me vejo como uma pessoa vitoriosa, pois superei a minha deficiência, a minha força de vontade falou mais alto que a minha perda de audição [...]
Entrei na escola como uma professora diferente em se tratando de pedagogia. Os alunos passavam a gostar de mim e do meu trabalho a partir do momento que viam minha postura e minha dinâmica em sala de aula.*

A. D. R. (em entrevista à pesquisadora)

Focalizando nossa professora informante, podemos concluir que A. D. R. vem se constituindo como uma pessoa ouvinte, que fala português e dialoga quase exclusivamente com ouvintes. Na sociedade de ouvintes, ela tem a possibilidade de falar diferente sem ser considerada doente, mas tendo sua diferença interpretada como limitação (os pais dos alunos – como vimos anteriormente – chamam sempre a atenção para o "problema" da professora, mas sublinham que "ela não é surda"). Todavia, essa condição permite uma aproximação com os ouvintes, uma vez que sua condição linguística não vem do fato de A. D. R. ser uma ouvinte que ficou surda, mas de ser uma ouvinte que sofre o efeito da surdez; efeito que transparece, por exemplo, na preocupação da professora com uma boa dicção, quando sabemos que esse tipo de dificuldade não é exclusiva de estados considerados patológicos.

Quanto às categorias identitárias propostas por Perlin, Skliar e Lunardi, importa destacar que, embora apresentem rótulos variados, podem misturar-se e dificilmente permitem um "encaixe" perfeito. A. D. R., por exemplo, não pertence à categoria dos "surdos propriamente ditos" nem é uma surda híbrida (nascida ouvinte) porque não tem (ao menos até agora) as duas línguas (a materna, adquirida via audição, e a língua de sinais). A identidade de transição não inclui essa professora, uma vez que ela não se considera "mantida sob o cativeiro da hegemônica experiência do ouvinte". Enfim, A. D. R. acaba por ser encaixada no grupo de surdos de identidade incompleta ou flutuante, vítima da ideologia ouvintista – embora se considere uma pessoa bem-sucedida e em nenhum momento se veja como vítima: a denúncia de que a sociedade "quase" lhe impunha "ter de ouvir para avançar" é justificada imediatamente: "porque as pessoas não me viam como uma deficiente". Parece-nos que essa última categoria – funcionando como o lugar reservado aos surdos de identidade incompleta – revela de fato a incompletude da categorização, a tentativa de conter os restos da divisão dos surdos em classes.

Tendo em vista a história da surdez, poderíamos dizer que não está em jogo somente o déficit sensorial mas também aspectos sociais interativos e pedagógicos. Sem dúvida, a língua materna de A. D. R. é o português. Entretanto, o fato de sua história ser marcada pela audição e pela surdez é condição para que ela possa realizar seu trabalho com alunos ouvintes, falantes dessa língua. É preciso ressaltar ainda que a consistência de suas práticas teórico-metodológicas e sua competência docente – reconhecida pelas famílias de seus alunos, por seus colegas de trabalho e pelos superiores – devem-se também às marcas impostas pela audição-surdez; ou seja, o modo como a surdez é concebida por A. D. R. e sua família, as estratégias de que ela faz uso para permanecer ouvinte, as expectativas da(s) comunidade(s) de que participa, as interações em contextos diversos. Tudo isso destaca a condição singular de A. D. R., além do que ela mesma chama simplesmente de força de vontade e de dedicação.

Neste ponto do trabalho, podemos nos perguntar o que havia de específico na sala de aula dessa professora. De início, o que chamou a atenção foi o fato de A. D. R. ser surda e dar aulas a alunos ouvintes. Todavia, à medida que o trabalho foi se desenvolvendo, percebemos que essa professora revelava uma diferença importante em sua ação pedagógica, a despeito de reproduzir práticas tradicionais, planejando passo a passo suas aulas, buscando seguir "autores que defendem a alfabetização de forma construtivista", interessada no progresso de seus alunos. Se, por um lado, o grupo de alunos com que trabalha é diversificado (tanto em níveis de escolaridade quanto em faixas etárias – de 7 a 14 anos), por outro a turma é pequena (apenas dez alunos) e permite a A. D. R. gerir a interação e fazer valer sua dinâmica discursiva, mantendo o contato face a face; enfim, dando mais peso a uma alternativa oferecida pelo método (carteiras em semicírculo) do que ao fato de ser essa a única forma de explorar o visual por meio da leitura labial.

Considerando os preconceitos e as manobras sociais para "aceitar" o diferente, ser uma professora surda, longe de constituir um obstáculo intransponível, revelou-se um desafio – A. D. R. recusa o lugar silencioso (a biblioteca) que lhe é oferecido após sua aprovação no concurso para o magistério. Além do incentivo familiar, as entrevistas com os pais de alunos mostram uma recepção positiva (*ótima professora!*), mais ligada aos resultados da interação de A. D. R. com os alunos do que ao fato de ela ter um "problema", aspecto bastante destacado por eles. Na verdade, o fato de a professora ter um problema é considerado algo positivo na relação com os alunos, que, nas palavras dos familiares, ganharam com ela.

Em tal contexto, as aulas escolhidas para este estudo têm a função de mostrar A. D. R. exercendo seu papel de mediadora em um processo interativo baseado no diálogo e nas estratégias discursivas utilizadas: na aula com foco na interpretação de gravuras, insiste na participação de todos; contudo, concentra-se menos nos detalhes retratados nas gravuras do que nos valores que inspiram: amizade, danos à natureza (queimadas), carinho entre pais e filhos, beleza das flores. Em seguida, os alunos são convocados a agradecer a Deus (no caso das gravuras alegres) e pedir sua ajuda (no caso das gravuras tristes). Na aula de leitura de uma história infantil, A. D. R. resgata valores pertinentes à cultura local, trazendo propostas positivas de informação de vida para seus alunos. O que podemos observar é que, nesses processos, ela orienta, direciona, enfim, exerce sua autoridade. Interessa notar o destaque dado à atividade oral, rompendo, dessa forma, com a prática de alfabetização que supervaloriza a escrita.

Na aula de leitura de histórias em quadrinhos, à qual estão atreladas práticas de letramento e de escrita, a professora privilegia a convenção ortográfica, mas continua dando destaque à construção de um entendimento compartilhado, referenciando sempre a atividade escolar às demais tarefas dos alunos: no fim da aula, pede-lhes que contem à mãe e ao pai o que aprenderam.

Finalmente, entendemos que é na interação com os alunos em sala de aula que estão em jogo as necessidades interacionais de todos os interlocutores. As características pessoais e a formação de A. D. R. transparecem no modo como ela desempenha seu trabalho. Com "sua postura e sua dinâmica em sala de aula", sensível às intenções comunicativas dos alunos, a professora traz para suas aulas as realidades sociais de Sandro, Ana Paula, Vanessa, Edson, Bruna, Roney, Jefferson, Wanderson, Gustavo e Daniele para transformá-las segundo os objetivos dessa interação.

Referências bibliográficas

BELLUGI, U.; KLIMA, E. "The roots of language in the sign talk of the deaf". *Psychology Today*, Nova York, v. 6, p. 61-76, 1972.

BORDENAVE, Juan Dias; PEREIRA, Adair. *Estratégias de ensino-aprendizagem*. Petrópolis: Vozes, 1998.

BRITO, L. F. *Por uma gramática de língua de sinais*. Rio de Janeiro: Tempo Brasileiro, 1993.

CAPOVILLA, F. C.; CAPOVILLA, A. G. S.; MACEDO, E. C. "O uso de sistemas alternativos e facilitadores de comunicação nas afasias". *Distúrbios da comunicação*, São Paulo, v. 9, 1998.

CAPOVILLA, F. C.; RAPHAEL, W. D. "Língua de sinais brasileira". *Dicionário enciclopédico ilustrado trilíngue*. São Paulo: Edusp, 2001.

CONSELHO NACIONAL DE SAÚDE. Resolução nº 196/6.

FERREIRO, E.; TELEBEROSKY, A. *Ontogênese da língua escrita*. Porto Alegre: Artmed, 1984.

GÓES, M. C. R. *A linguagem escrita de alunos surdos e a comunicação bimodal*. Tese (livre-docência) – Universidade Estadual de Campinas, 1994.

INSTITUTO BRASILEIRO DE GEOGRAFIA E ESTATÍSTICA, 1994.

KLEIMAN, A. B. "A construção de identidades em sala de aula: um enfoque interacional". In: SIGNORINI, I. (org.). *Língua(gem) e identidade*. Campinas: Mercado das Letras/Fapesp/Faep, 2001.

LABORIT, Emmanuelle. *Le cri de la mouette – O voo da gaivota*. São Paulo: Best Seller, 1994.

MARCUSCHI, L. A. *Análise da conversação*. São Paulo: Ática, 2000.

MARINHO SILVA, M. P. *A construção de sentidos na escrita do aluno surdo*. São Paulo: Plexus, 2001.

_____. *A construção de sentidos na escrita do sujeito surdo*. Dissertação (mestrado) – Faculdade de Educação, Unicamp, São Paulo, 1999.

_____. "Interações entre professor surdo/aluno ouvinte através de práticas de ensino em aula de alfabetização". *Revista Humanidades*, n. 5, Série Letras, n. 3, São João da Boa Vista, Unifeob – Centro Universitário da Fundação de Ensino Octávio Bastos, 2004.

MATÊNCIO, M. L. M. *Estudo da língua falada e aula de língua materna: uma abordagem processual de interação professor/aluno*. Campinas: Mercado de Letras, 2001.

MEHAN, H. *Learning lessons: the social organization of classroom*. Cambridge: Harvard University Press, 1979.

MONDADA, L. "Gestion du topic et organization de la conversation". *Cadernos de Estudos Linguísticos*, IEL – Unicamp, n. 41, jul./dez. 2001.

MOURA, M. C. C. P.; FRIÃES, H. M. S. "Compreensão da leitura e surdez". In: LACERDA, C. B. F.; GÓES, M. C. R. (orgs.). *Processos educativos e subjetividade*. São Paulo: Lovise, 2000.

PERLIN, G. T. T. "Identidade surda e currículo". In: LACERDA, C. B. F.; GÓES, M. C. R. *Surdez – Processos educativos e subjetividade*. São Paulo: Lovise, 2000.

_____. "Identidades surdas". In: SKLIAR, C. (org.). *A surdez – Um olhar sobre as diferenças*. Porto Alegre: Mediação, 1998.

SACKS, H.; SCHEGLOFF, E. E.; JEFFERSON G. A. "Simplest systematics for organization of turn-taking for conversation". In: MARCUSCHI, L. A. *Análise da conversação*. São Paulo: Ática, 2000.

SANTANA, A. *Reflexões neurolinguísticas sobre a surdez*. Tese (doutorado) – IEL, Unicamp, 2003.

SKLIAR, C. B.; LUNARDI, M. L. "Estudos surdos e estudos culturais em educação: um debate entre professores ouvintes e surdos sobre o currículo escolar". In: LACERDA, C. B. F.; GÓES, M. C. R. *Surdez – Processos educativos e subjetividade*. São Paulo: Lovise, 2000.

STOKOE, W. C. "Where should we look for language?" *Sign Language Studies*, n. 51, p. 171-81, 1986.

VYGOTSKI, L. S. *Obras completas, tomo 5 – Fundamentos de defectologia*. 2. ed. Madri: Editorial Pueblo y Educación, 1995.

----- dobre aqui -----

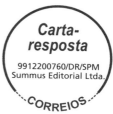

CARTA-RESPOSTA
NÃO É NECESSÁRIO SELAR

O SELO SERÁ PAGO POR

AC AVENIDA DUQUE DE CAXIAS
01214-999 São Paulo/SP

----- dobre aqui -----

IDENTIDADE E SURDEZ

CADASTRO PARA MALA-DIRETA

summus editorial

Recorte ou reproduza esta ficha de cadastro, envie-a completamente preenchida por correio ou fax, e receba informações atualizadas sobre nossos livros.

Nome: _____ Empresa: _____
Endereço: ☐ Res. ☐ Com. _____ Bairro: _____
CEP: _____ - _____ Cidade: _____ Estado: _____ Tel.: ( ) _____
Fax: ( ) _____ E-mail: _____ Data de nascimento: _____
Profissão: _____ Professor? ☐ Sim ☐ Não Disciplina: _____

1. Você compra livros:
☐ Livrarias ☐ Feiras
☐ Telefone ☐ Correios
☐ Internet ☐ Outros. Especificar: _____

2. Onde você comprou este livro? _____

3. Você busca informações para adquirir livros por meio de:
☐ Jornais ☐ Amigos
☐ Revistas ☐ Internet
☐ Professores ☐ Outros. Especificar: _____

4. Áreas de interesse:
☐ Educação ☐ Administração, RH
☐ Psicologia ☐ Comunicação
☐ Corpo, Movimento, Saúde ☐ Literatura, Poesia, Ensaios
☐ Comportamento ☐ Viagens, *Hobby*, Lazer
☐ PNL ☐ Cinema

5. Nestas áreas, alguma sugestão para novos títulos? _____

6. Gostaria de receber o catálogo da editora? ☐ Sim ☐ Não

7. Gostaria de receber o Informativo Summus? ☐ Sim ☐ Não

Indique um amigo que gostaria de receber a nossa mala-direta:

Nome: _____ Empresa: _____
Endereço: ☐ Res. ☐ Com. _____ Bairro: _____
CEP: _____ - _____ Cidade: _____ Estado: _____ Tel.: ( ) _____
Fax: ( ) _____ E-mail: _____ Data de nascimento: _____
Profissão: _____ Professor? ☐ Sim ☐ Não Disciplina: _____

Summus Editorial
Rua Itapicuru, 613 7º andar 05006-000 São Paulo - SP Brasil Tel. (11) 3872-3322 Fax (11) 3872-7476
Internet: http://www.summus.com.br e-mail: summus@summus.com.br